Sintropia e Omeopatia

Ulisse Di Corpo

www.sintropia.it

Copyright © 2018 Ulisse Di Corpo e Antonella Vannini

ISBN: 9781728941202

INDICE

Introduzione   1
Il battito d'ali di una farfalla   15
La retrocausalità   61
Intuizioni   77
Epilogo   85

INTRODUZIONE

Negli anni quaranta molti ricercatori e scienziati arrivarono alla scoperta della sintropia. Il matematico Luigi Fantappiè coniò il termine *Sintropia*, il medico psichiatra Wilhelm Reich la chiamò *orgone*, il paleontologo evoluzionista Teilhard de Chardin il *punto Omega*. Wilhelm Reich venne arrestato e qualche giorno prima di essere rilasciato morì in prigione per attacco cardiaco. I suoi laboratori vennero distrutti e tutti i suoi libri bruciati, probabilmente il peggior caso di censura nella storia degli Stati Uniti. Teilhard de Chardin venne esiliato in Cina, morì anche lui di attacco cardiaco. Subito dopo il Vaticano emise un decreto che vietava tutte le sue opere e ne imponeva il ritiro da librerie e biblioteche perché: "*offendono la dottrina cattolica*" e per "*difendere gli spiriti, particolarmente dei giovani, dai pericoli delle opere di padre Teilhard de Chardin e dei suoi discepoli*". Anche Luigi Fantappiè morì di attacco cardiaco, sempre nello stesso periodo, nel luglio del 1956. La sua *Teoria Unitaria* venne ritirata da tutte le biblioteche e divenne introvabile. Dal suo archivio privato vennero tolti tutti i documenti e i lavori relativi alla sintropia.

Anche l'Omeopatia è oggetto di attacchi simili. In Italia il divulgatore scientifico Piero Angela (non laureato) ribadisce che "l'omeopatia è acqua fresca" e sottolinea continuamente che l'omeopatia non ha alcuna validità scientifica. "È un effetto placebo, lo dice la comunità scientifica, non io". Angela sottolinea che: "Per Levi Montalcini è una non-cura potenzialmente dannosa perché sottrae il paziente ad altre cure valide" e che "per Renato Dulbecco si tratta di pasticci senza valore alcuno". Ultimamente l'attacco all'omeopatia si è intensificato; le accuse principali sono che l'omeopatia non abbia alcuna base scientifica e gli effetti riportati da chi la usa siano dovuti esclusivamente all'effetto placebo.

In una iniziativa contro le bufale della Federazione degli Ordini dei Medici FNOMCeO (dottoremaeveroche.it/lomeopatia-ha-effetti-scientificamente-dimostrati/) si legge che "allo stato attuale non ci sono prove scientifiche né plausibilità biologica che dimostrino la fondatezza delle teorie omeopatiche (quella dei simili, la succussione o l'utilità delle diluizioni per potenziare i rimedi) secondo i canoni classici della ricerca scientifica. Infatti, diversi studi condotti con una metodologia rigorosa hanno evidenziato che nessuna patologia ottiene miglioramenti o guarigioni grazie ai rimedi omeopatici. Nella migliore delle ipotesi gli effetti sono simili a quelli che si ottengono con un placebo (una sostanza inerte). D'altra parte sarebbero numerose le testimonianze personali che riferiscono di successi terapeutici dovuti all'omeopatia, ma questi potrebbero essere facilmente spiegabili con l'effetto placebo, con il normale decorso della malattia o con l'aspettativa del paziente. L'effetto placebo è conosciuto da tempo, ha una base neurofisiologica nota e funziona anche su animali e bambini, ma il suo uso in terapia è eticamente discutibile e oggetto di dibattito. *D'altra parte, i presunti meccanismi di funzionamento dell'omeopatia sono contrari alle leggi della fisica e della chimica.*"

L'obiettivo di questo libro è di dimostrare come i meccanismi di funzionamento dell'omeopatia siano perfettamente compatibili con le leggi della fisica.

Da anni si osservano attacchi feroci verso coloro studiano le leggi della fisica che sono compatibili con l'omeopatia: censura ai convegni, impossibilità di pubblicare, perdita di posizioni accademiche e di finanziamenti.

Nel nostro piccolo abbiamo avuto modo di toccare con mano questa censura. La nostra pagina Syntropy è stata censurata da Wikipedia, è stata rimossa e non è possibile reinserirla. Adesso punta ad un concetto completamente diverso: *Negentropy*. Quando Antonella Vannini ha sviluppato le procedure che consentono di provare sperimentalmente la teoria della sintropia, è diventata bersaglio di attacchi sul piano personale, hanno chiesto la sua espulsione dall'università e nessuno dei suoi tutor si è presentato alla discussione del suo dottorato avanti alla commissione nazionale, terrorizzati all'idea di essere associati ad una teoria così proibita. Più volte sono stato avvicinato da persone che mi hanno intimato di cessare il lavoro sulla sintropia. Una di queste si è presentata con una lettera di Feynman in risposta ad una di Fantappiè, e mi ha ordinato di rinnegare i miei lavori in quanto ero diventato una persona sgradita.

Prima di iniziare è doverosa una nota scientifica.

L'equazione energia-massa ($E=mc^2$), che tutti associamo alla teoria della relatività ristretta di Einstein del 1905, fu pubblicata da Oliver Heaviside nel 1890[1], da Henri Poincaré nel 1900[2] e da Olinto De Pretto nel 1904[3]. Olinto De Pretto la presentò all'Istituto Veneto di Scienze in un saggio con prefazione del senatore astronomo Giovanni Schiaparelli. Sembra che l'equazione sia arrivata ad Einstein tramite il padre Hermann che si occupava di impianti di illuminazione nel Veronese e che, in qualità di direttore della *"Privilegiata Impresa Elettrica Einstein"*, aveva contatti frequenti con la Fonderia De Pretto che produceva turbine per la produzione di energia elettrica.

L'equazione energia-massa ha però un problema: non può essere generalizzata in quanto non tiene conto della velocità, anch'essa una forma di energia. Nel 1905 Einstein risolse questa difficoltà aggiungendo, nell'equazione, il momento (la quantità di moto) e ottenendo così l'equazione *energia-momento-massa*:

$$E^2 = m^2 c^4 + p^2 c^2$$

---

[1] Auffray J.P., *Dual origin of E=mc2*: http://arxiv.org/pdf/physics/0608289.pdf
[2] Poincaré H,. *Arch. néerland. sci.* 2, 5, 252-278 (1900).
[3] De Pretto O., *Lettere ed Arti*, LXIII, II, 439-500 (1904), Reale Istituto Veneto di Scienze.

In questa equazione l'energia è al quadrato (E^2) e nel momento (p) abbiamo il tempo. Si deve perciò utilizzare una radice quadrata e si hanno così sempre due soluzioni: energia a tempo positivo ed energia a tempo negativo.

L'energia a tempo negativo implica l'esistenza della retrocausalità: il futuro che retroagisce sul passato. Ciò era ritenuto impossibile! Per ovviare a questo paradosso, Einstein suggerì di rimuovere il momento, visto che la velocità dei corpi è praticamente nulla rispetto alla velocità della luce. Considerando il momento pari a zero ($p=0$), si torna così alla $E=mc^2$.

Tuttavia, nel 1924 venne scoperto lo spin degli elettroni, un momento angolare, una rotazione dell'elettrone su se stesso ad una velocità prossima a quella della luce. Nella fisica atomica il momento non poteva essere considerato uguale a zero; ciò obbligò ad utilizzare, nella meccanica quantistica, la formula estesa energia-momento-massa, della relatività ristretta. La prima equazione che combinava relatività ristretta e meccanica quantistica è del 1926, ad opera dei fisici Klein e Gordon. Questa equazione ha due soluzione: una retrocausale (onde anticipate) e una causale (onde ritardate). La seconda equazione, proposta nel 1928 da Paul Dirac, ha due soluzioni: elettroni e neg-elettroni (oggi positroni) che si muovono a ritroso nel tempo. L'esistenza dei positroni fu dimostrata sperimentalmente nel 1932 da Carl Andersen.

Tuttavia, i fisici Heisenberg e Bohr, entrambi fortemente carismatici e con una posizione di spicco nel mondo istituzionale ed accademico, imposero d'autorità che solo la causalità potesse essere presa in considerazione. Da quel momento, chiunque si avventurasse nello studio della retrocausalità veniva screditato, perdendo la posizione accademica, i finanziamenti, la possibilità di pubblicare e di intervenire ai convegni.

Nel 1941 Luigi Fantappiè si trovò alle prese con la duplice soluzione. Fantappiè era un matematico e non poteva accettare che i fisici avessero rifiutato in modo del tutto arbitrario metà delle soluzioni delle equazioni fondamentali. Elencando le proprietà della soluzione causale e di quella retrocausale Fantappiè scoprì che la soluzione causale è governata dalla legge dell'*entropia* (dal greco: *en*=divergente, *tropos*=tendenza), mentre quella retrocausale è governata da una legge simmetrica che Fantappiè denominò *sintropia* (dal greco: *syn*=convergente, *tropos*=tendenza). La causalità implica energia divergente e la tendenza verso la dissipazione e il raffreddamento dei corpi, e si identifica con la famosa seconda legge della termodinamica, nota anche come legge della morte termica o dell'entropia. Al contrario, la retrocausalità implica energia convergente, l'aumento delle temperature, la differenziazione, la complessità e la formazione di strutture e di organizzazione. Elencando queste proprietà, Fantappiè rinvenne le misteriose qualità della vita e nel 1942 pubblicò un libricino dal titolo *"Teoria Unitaria del Mondo Fisico e Biologico"* nel quale suggeriva che il mondo fisico/materiale è governato dalla legge dell'entropia e dalla causalità, mentre il mondo biologico è governato dalla legge della sintropia e dei fini (retrocausalità) e che la vita per sopravvivere deve abbassare l'entropia e alzare la sintropia.

Ma l'energia a tempo negativo è per noi invisibile in quanto non possiamo vedere il futuro! L'equazione energia-momento-massa afferma perciò l'esistenza per metà di realtà visibile (causale ed entropica) e per metà di realtà invisibile (retrocausale e sintropica).

Un esempio sul piano fisico ci è dato dalla gravità. Sperimentiamo continuamente la gravità, ma non siamo in grado di vederla. Stando all'equazione energia-momento-massa la gravità è una forza che diverge a ritroso nel tempo, quindi convergente per chi come noi si muove in avanti nel tempo, ed invisibile poiché proviene dal futuro.

Il fatto che la gravità sia invisibile è noto a tutti, ma che dipenda dal futuro è noto a pochi. Se si propaga dal futuro la sua velocità deve essere superiore a quella della luce. In merito Tom van Flandern (1940-2009), un astronomo americano specializzato in meccanica celeste, ha messo a punto una serie di procedure per misurare la velocità di propagazione della gravità[4,5,6].

Nel caso della luce, che ha una velocità limitata di 300.000 kilometri al secondo, si osserva il fenomeno dell'aberrazione. Ad esempio, la luce del Sole impiega circa 500 secondi per raggiungere la Terra. Così, quando arriva sulla Terra, vediamo il Sole nella posizione del cielo che esso occupava 500 secondi prima. Questa differenza ammonta a circa 20 secondi d'arco, una grande quantità per gli astronomi. La luce del Sole colpisce la Terra da un angolo leggermente spostato e tale spostamento è chiamato aberrazione.

Se la velocità di propagazione della gravità fosse limitata ci si aspetterebbe di osservare l'aberrazione nelle misure della gravità. Cioè, la gravità dovrebbe risultare massima nella posizione che il Sole occupava quando la gravità ha lasciato il Sole. Ma le osservazioni indicano che non vi è alcun ritardo rilevabile nella propagazione della gravità dal Sole alla Terra. La direzione della forza gravitazionale del Sole è esattamente verso la posizione nella quale il Sole si trova, non verso una posizione precedente, e questo dimostra che la velocità di propagazione della gravità è infinita.

Van Flandern osserva, inoltre, che la gravità ha alcune proprietà particolari. Una di queste è che il suo effetto su un corpo è indipendente dalla sua massa e che i corpi cadono in un campo gravitazionale con la stessa accelerazione, indipendentemente dal fatto che siano pesanti o leggeri. Un'altra proprietà è l'estensione infinita della forza gravitazionale. L'estensione non può essere infinita

---

[4] Van Flander T. (1996), *Possible New Properties of Gravity*, Astrophysics and Space Science 244:249-261.
[5] Van Flander T. (1998), *The Speed of Gravity What the Experiments Say*, Physics Letters A 250:1-11.
[6] Van Flandern T. and Vigier J.P. (1999), *The Speed of Gravity – Repeal of the Speed Limit*, Foundations of Physics 32:1031-1068.

quando le forze si propagano in avanti nel tempo, ad una velocità finita. L'altra proprietà curiosa della gravità è la sua azione e propagazione istantanea, fatto che può essere spiegato solo se accettiamo che la gravità sia una forza che diverge a ritroso nel tempo.

Le equazioni fondamentali portano a descrivere la vita come un sistema a cavallo tra il visibile e l'invisibile, tra l'entropia e la sintropia.

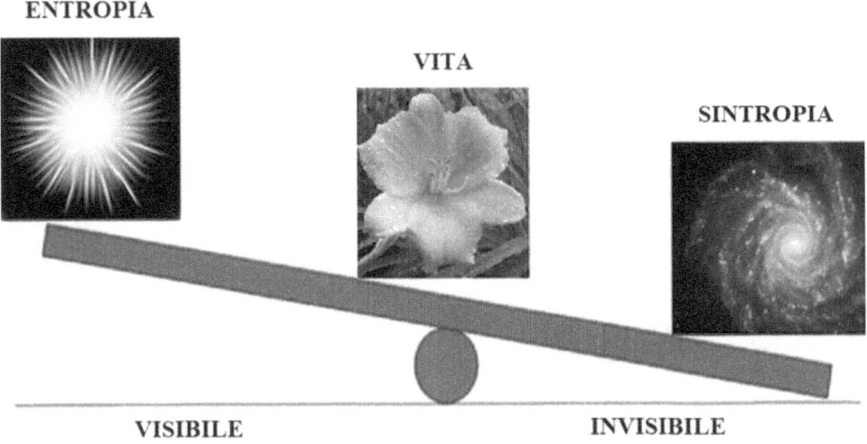

Il primo principio della termodinamica afferma che l'energia è un'unità che non può essere creata o distrutta, ma solo trasformata, e l'equazione energia-momento-massa evidenzia che questa unità è composta da due componenti: una visibile e una invisibile, una entropica e una sintropica, una causale e l'altra retrocausale. Per questo motivo possiamo scrivere che l'unità dell'energia è uguale alla somma di entropia e sintropia:

$$1 = Entropia + Sintropia$$

e allo stesso modo che la sintropia è il complemento dell'entropia:

$$Sintropia = 1 - Entropia$$

Fatto profondamente diverso dalla neghentropia che è invece definita come l'opposto dell'entropia, il negativo dell'entropia:

$$neghentropia = - entropia$$

Fantappiè non riuscì, però, a fornire prove sperimentali a sostegno della sua teoria. Infatti la metodologia sperimentale richiede la manipolazione delle cause prima di osservarne gli effetti. Ciò limitava l'indagine scientifica e sperimentale alla causalità ed impediva lo studio di tutto ciò che è invece retrocausale e sintropico.

Tuttavia, da qualche anno sono disponibili i generatori di eventi casuali (REG – Random Event Generator) che permettono di realizzare esperimenti in cui le cause si manipolano nel futuro e gli effetti si studiano nel presente.

Il primo studio sperimentale in questa direzione risale al 1997, ad opera di Dean Radin dell'IONS (Institute of Noetic Sciences). Radin ha misurato frequenza cardiaca, conduttanza cutanea e pressione sanguigna in soggetti ai quali venivano mostrati per 5 secondi schermate bianche seguite da immagini che, in base ad un generatore di eventi casuali, potevano essere a contenuto calmo o emozionale. Radin evidenziò una differenza significativa tra questi parametri del sistema neurovegetativo, prima della presentazione di immagini a contenuto emozionale rispetto a immagini a contenuto neutro.[7] Nel 2003 Spottiswoode e May, del Cognitive Science Laboratory, hanno replicato gli esperimenti di Radin effettuando una serie di controlli per studiare possibili artefatti e spiegazioni alternative. I risultati hanno confermato quelli già ottenuti da Radin, e cioè una reazione anticipata dei parametri di conduttanza cutanea prima della

---

[7] Radin D.I. (1997), *Unconscious perception of future emotions: An experiment in presentiment*, Journal of Scientific Exploration, 11(2): 163-180.

presentazione di stimoli emozionali[8]. Risultati analoghi sono stati ottenuti da altri autori, sempre utilizzando i parametri del sistema nervoso autonomo, per esempio: McCratly, Atkinson e Bradely[9], Radin e Schlitz[10] e May, Paulinyi e Vassy[11].

Daryl Bem, psicologo e docente presso la Cornell University, descrive nove esperimenti classici della letteratura psicologica condotti, però, in modalità time-reverse in modo da ottenere l'effetto prima, piuttosto che dopo lo stimolo. [12] Ad esempio, in un classico esperimento di priming si chiede al soggetto di giudicare se l'immagine è positiva (piacevole) o negativa (spiacevole) premendo un bottone il più velocemente possibile. Il tempo di reazione (TR) viene registrato. Appena prima dell'immagine positiva o negativa una parola viene presentata brevemente, sotto soglia (cioè in un modo non percepibile a livello conscio). Questa parola è chiamata "prime" e si è osservato che i soggetti tendono a rispondere in modo più veloce quando il prime è congruente con l'immagine che segue (sia che si tratti di immagine positiva come di immagine negativa), mentre il tempo di reazione diventa più lungo quando non sono congruenti (ad esempio la parola è positiva mentre l'immagine è negativa). Negli esperimenti di *retro-priming* l'usuale procedura di stimolo avviene *dopo*, anziché *prima* che il soggetto risponda, sulla base dell'ipotesi che tale

---

[8] Spottiswoode P (2003) e May E, *Skin Conductance Prestimulus Response: Analyses, Artifacts and a Pilot Study*, Journal of Scientific Exploration, 2003, 17(4): 617-641.
[9] McCratly R (2004), Atkinson M e Bradely RT, *Electrophysiological Evidence of Intuition: Part 1*, Journal of Alternative and Complementary Medicine; 2004, 10(1): 133-143.
[10] Radin DI (2005) e Schlitz MJ, *Gut feelings, intuition, and emotions: An exploratory study*, Journal of Alternative and Complementary Medicine, 2005, 11(4): 85-91.
[11] May EC (2005), Paulinyi T e Vassy Z, *Anomalous Anticipatory Skin Conductance Response to Acoustic Stimuli: Experimental Results and Speculation about a Mechanism*, The Journal of Alternative and Complementary Medicine. August 2005, 11(4): 695-702.
[12] Bem D (2011), *Feeling the future: Experimental evidence for anomalous retroactive influences on cognition and affect*, Journal of Personality and Social Psychology, Jan 31, 2011.

procedura "inversa" possa influenzare le risposte retrocausalmente. Gli esperimenti sono stati condotti su oltre 1.000 soggetti, ed hanno evidenziato effetti retrocausali con significatività statistica di $p=1,34/10^{11}$ (una possibilità su 134.000.000.000 di sbagliare nell'affermare l'esistenza di effetti retrocausali).

La teoria della sintropia spiega questi risultati nel modo seguente: *"Poiché la vita si alimenta di sintropia, i parametri del sistema nervoso autonomo che sostiene le funzioni vitali devono reagire in anticipo rispetto a stimoli futuri."*

Nell'ambito del suo dottorato in psicologia cognitiva, Antonella Vannini ha condotto quattro esperimenti utilizzando misure di frequenza cardiaca al fine di studiare l'effetto retrocausale[13].

Ogni prova sperimentale era divisa in 3 fasi:

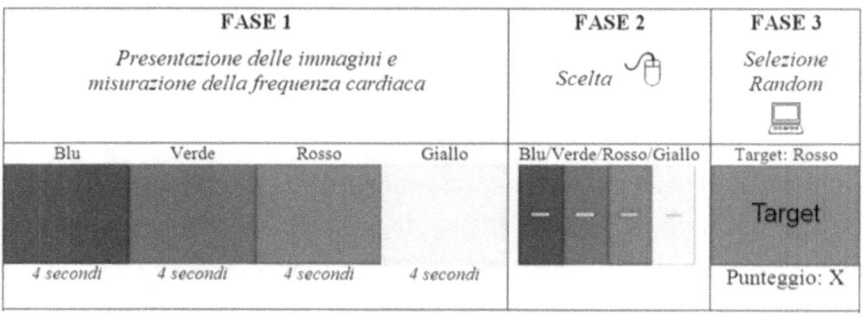

Fase 1 – presentazione: 4 colori vengono presentati uno dopo l'altro sullo schermo del computer. Ogni colore viene mostrato per esattamente 4 secondi. Il soggetto è invitato a guardare i colori, e durante la presentazione la frequenza cardiaca viene misurata. Per ciascun colore 4 misure della frequenza cardiaca vengono registrate: una ogni secondo.

---

[13] Vannini A (2011) e Di Corpo U, *Retrocausalità: esperimenti e teoria*, Kindle Edition, ASIN: B005IZJTAE (2011).

Fase 2 – scelta: un'immagine con 4 barre colorate viene mostrata in modo da consentire al soggetto (utilizzando il mouse) di indicare il colore che pensa che il computer selezionerà nella terza fase.

Fase 3 – target: il computer seleziona casualmente il colore (target) e lo mostra a tutto schermo.

L'ipotesi era la seguente: in presenza dell'effetto retrocausale si dovrebbe osservare una differenza tra frequenze cardiache misurate nella fase 1 in correlazione con il colore target selezionato nella fase 3. La presentazione del colore target (fase 3) è considerata la causa delle differenze osservate nella fase 1.

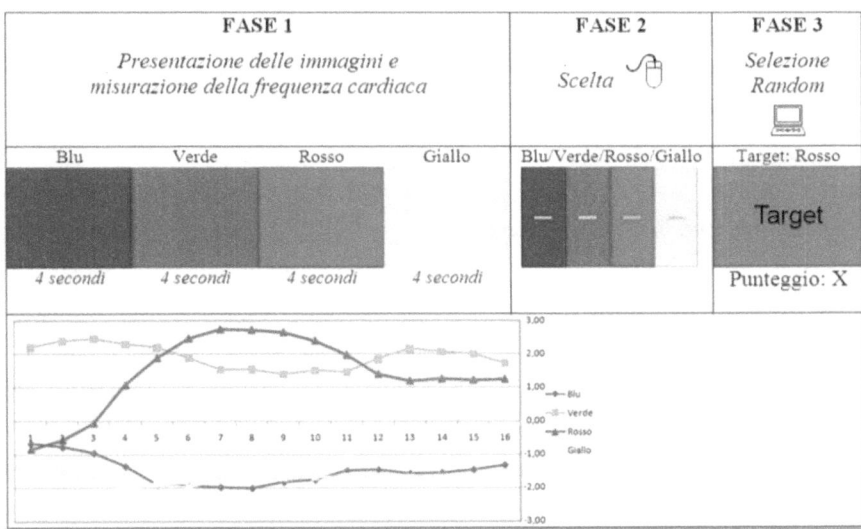

In assenza dell'effetto retrocausale le linee delle frequenze cardiache associate ad ogni colore dello stimolo target devono variare intorno alla linea 0,00. Si osserva invece un marcato allontanamento dalla linea 0,00. Alcuni soggetti mostrano un aumento della frequenza cardiaca quando il colore target è blu e una riduzione della frequenza cardiaca quando il target è verde. Altri mostrano un pattern che è esattamente l'opposto. Effettuando l'analisi dei dati all'interno di ciascun soggetto l'effetto retrocausale emerge con forti valori di significatività statistica. Quando, invece, l'analisi viene condotta in modo classico, sommando gli effetti osservati tra più soggetti, effetti opposti si sottraggono e si annullano. Ciò ha messo in evidenza che quando si studiano effetti retrocausali le tecniche statiche parametriche come l'Analisi della Varianza o la t di Student non portano a vedere l'effetto, mentre le tecniche non parametriche come il Chi Quadrato e il test esatto di Fisher portano a vedere l'effetto. Ciò è coerente con la divisione che Stuart Mill fece nel 1843, nel suo libro *A System of Logic*[14], tra metodologia delle differenze e metodologia delle variazioni concomitanti. Mill mostrò che la causalità può essere studiata utilizzando:

Il <u>metodo delle differenze</u>: *"Se in due gruppi inizialmente simili si introduce un elemento di differenza, le differenze che si osservano possono essere attribuite solamente a questo unico elemento che è stato introdotto."*

Il <u>metodo delle variazioni concomitanti</u>: *"Quando due fenomeni variano in modo concomitante, un fenomeno può essere la causa dell'altro o sono entrambi accomunati da una stessa causa."*

Lo studio dei fenomeni sintropici richiede l'utilizzo del metodo delle variazioni concomitanti. Questo metodo non implica il calcolo di differenze (cioè il calcolo di medie e di varianze), ma solo di frequenze e può perciò essere utilizzato anche quando non si dispone di dati quantitativi. Inoltre consente di analizzare assieme un numero illimitato di variabili. Il metodo delle variazioni concomitanti è adatto per lavorare sulla complessità, unendo assieme quantitativo e qualitativo, oggettivo e soggettivo.[15]

Ma la sintropia come spiega il meccanismo di azione dell'omeopatia?

---

[14] Mill JS (1843), *A System of Logic*, University of Toronto Press, 1843.
[15] Vedi: www.amazon.com/dp/1520326637 e www.sintropia.it/sintropia.ds.zip

L'equazione energia-momento-massa mostra che la sintropia è disponibile nel livello quantistico della materia. Sorge quindi spontanea una domanda: come fa la sintropia a passare dal livello quantistico della materia al livello macroscopico della nostra realtà fisica, trasformando la materia inorganica in materia organica? Nel 1925 il fisico Wolfgang Pauli (1900-1958) scoprì nella molecola dell'acqua il *ponte idrogeno* (o legame idrogeno). Gli atomi di idrogeno della molecola dell'acqua si trovano in una posizione intermedia tra il livello sub-atomico (quantistico) e quello molecolare (macrocosmo), e realizzano un *ponte* che consente alla sintropia (forze coesive) di fluire dal micro al macro. Il legame idrogeno aumenta le forze coesive (sintropia) e rende l'acqua diversa da tutti gli altri liquidi, con forze coesive dieci volte più potenti delle forze di van der Waals che tengono insieme gli altri liquidi. A causa di queste notevoli forze coesive, l'acqua manifesta proprietà anomale.[16] Ad esempio, quando gela si espande, diventa meno densa e galleggia; al contrario gli altri liquidi quando gelano si contraggono, diventano più densi e pesanti e affondano. La singolarità dell'acqua risiede nelle sue proprietà attrattive e coesive (tipiche della legge della sintropia). Le altre molecole che formano i ponti idrogeno (ad esempio l'ammoniaca) non raggiungono proprietà coesive talmente elevate e non possono perciò costruire reti e strutture ad ampio raggio nello spazio come invece accade per l'acqua. Il ponte idrogeno consente alla sintropia di fluire dal livello subatomico al livello del macrocosmo e rende l'acqua essenziale per la vita. L'acqua è, in definitiva, la linfa che irrora la vita di sintropia. Se la vita dovesse mai cominciare su un altro pianeta, sicuramente occorrerebbe acqua, elemento imprescindibile per la nascita e l'evoluzione di qualunque struttura biologica.

E' da notare che il ponte idrogeno funziona anche nel verso opposto, oltre a far fluire la sintropia dal micro al macro, fa fluire l'informazione dal macro al micro, informando la sintropia.

Quando si lavora con la causalità, per ottenere un grande effetto si deve utilizzare una grande causa. Ciò è dovuto al fatto che la causalità

---

[16] Ball P. (1999), *H₂O A Biography of Water*, Phoenix Book, London.

è divergente e tende a disperdersi. Al contrario quando si lavora con la retrocausalità questa viene amplificata dall'attrattore. Quindi tanto è minore la causa (il principio attivo), tanto più si amplifica e l'effetto è grande.

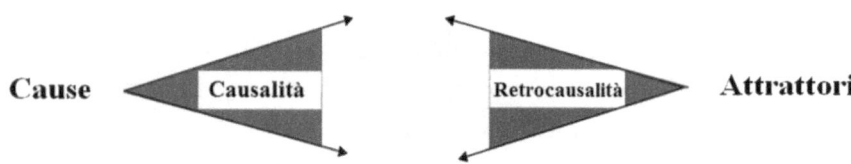

Questa stranezza degli attrattori venne enunciata per la prima volta nel 1963 dal meteorologo Edward Lorenz, il quale scoprì che quando si ha a che fare con l'acqua (fatto frequente in meteorologia) una piccola variazione può produrre un effetto che si amplifica. Per descrivere questa situazione Lorenz coniò la celebre frase: *"il battito d'ali di una farfalla in Amazzonia può provocare un uragano negli Stati Uniti."* Perché ciò accada è necessario che la piccola variazione (il principio attivo) sia in linea con l'attrattore. In caso contrario prevale l'entropia e la piccola variazione si disperde nel nulla. Quindi, un principio attivo in linea con l'attrattore viene amplificato, al contrario un principio attivo che non è in linea con l'attrattore risulta nullo.

Il ponte idrogeno opera in tutti e due i versi: dal micro al macro, amplificando l'effetto, e dal macro al micro informando l'attrattore. Nel momento in cui inseriamo nell'acqua il simile di ciò che vogliamo curare, la sua informazione (grazie alla dinamizzazione) passa nel livello quantistico ed informa l'attrattore (la sintropia). Maggiore è la diluizione e maggiore sarà il contributo dell'attrattore, cioè l'amplificazione dell'effetto.

1

IL BATTITO D'ALI DI UNA FARFALLA

Di seguito viene riportata una intervista dal titolo *"Il battito d'ali di una farfalla in Amazzonia può provocare un uragano negli Stati Uniti"* pubblicata sulla rivista *"Il Medico Omeopata"* del luglio 2013 (anno XVII numero 53).

Le domande sono state fatte ad Ulisse Di Corpo dal Dottor Maurizio Paolella, medico omeopata unicista.

In alcuni punti, le risposte sono state modificate per renderle più attuali e aggiornate.

Dottor Maurizio Paolella: *Mi piacerebbe innanzitutto sapere qualcosa dei tuoi studi...e come arrivi a Fantappiè, insomma la tua formazione, diciamo...anche per far capire a chi legge chi è il mio interlocutore.*

Ulisse Di Corpo: A Fantappiè ci sono arrivato, diciamo, in un modo non lineare. A diciotto anni ebbi una intuizione mia personale. Il mio approccio era quello di una persona atea; solo che questo approccio non mi permetteva di spiegare tutta una serie di vissuti molto forti, con contenuti emozionali molto intensi, che provavo. A sedici anni avevo partecipato ad un anno di studi negli Stati Uniti, vivendo presso una famiglia americana. Diversamente dalle mie aspettative questa esperienza mi portò a sperimentare forti vissuti di crisi esistenziale, di depressione e di angoscia. Ad un certo punto ebbi un'intuizione che oggi chiamo *La Teoria dei Bisogni Vitali*. In sintesi vidi la necessità di aggiungere un elemento nuovo al modello ateo che professavo. Improvvisamente mi resi conto che non siamo fatti solo di materia e di energia, ma oltre alla materia e all'energia era necessario un terzo livello che all'epoca chiamai il *sentimento di vita*. Nella mia rappresentazione questo terzo "qualcosa" doveva avere proprietà esattamente simmetriche a quelle dell'energia. Invece di essere divergente doveva essere convergente. Invece di propagarsi in avanti nel tempo si doveva propagare a ritroso nel tempo. Questa intuizione fu fondamentale e mi consentì di risolvere i mie vissuti di depressione e di angoscia. Anche se ero particolarmente dotato in matematica, scelsi di approfondire questa mia intuizione iscrivendomi alla facoltà di psicologia, piuttosto che a quella di ingegneria, fisica o matematica, che sarebbero state per me più naturali. L'unico professore che accettò di seguirmi nella mia tesi fu un astrofisico, Eliano Pessa. Nella tesi approfondivo le caratteristiche di questo livello aggiuntivo che ritenevo fondamentale per poter spiegare i fenomeni della vita, ed entravo in merito ai tre bisogni vitali che questo modello portava ad individuare. In sintesi, accanto ai bisogni materiali, individuavo bisogni di significato e di amore/coesione. Quando un bisogno è insoddisfatto scattano dei campanelli di allarme, ad esempio la fame e la sete per i bisogni materiali e l'angoscia per l'insoddisfazione del bisogno di amore e la depressione per l'insoddisfazione del bisogno di significato. In questo lavoro di tesi divenne chiaro che il livello che aggiungevo era complementare all'entropia, una sorta di neg-energia. A fianco dell'energia classica, che tutti conosciamo, ad esempio la luce che si irradia da una lampadina, ipotizzavo che dovesse esistere una energia simmetrica che si propaga nel verso opposto. Questa energia, per noi convergente e non divergente, si irradia da una causa che è nel futuro e va A RITROSO nel tempo. Questo elemento aggiuntivo mi consentiva di spiegare i vissuti di depressione e di angoscia e di fatto mi permise di uscir fuori dalla crisi esistenziale che all'epoca mi attanagliava.

Nonostante il mio entusiasmo la "Teoria dei Bisogni Vitali" ricevette reazioni di totale disinteresse, a volte di sbeffeggio, fino al punto di sentirmi dire da un Prof: "*Non le pare oscena una teoria dei bisogni del dottor Di Corpo?!*" Terminai la facoltà di psicologia insoddisfatto e deluso e decisi di iscrivermi ad un perfezionamento a statistica. Feci vedere la mia tesi al Preside della Facoltà, Vittorio Castellano, il quale rimase estremamente interessato e mi disse che ciò su cui stavo lavorando era la teoria della "sintropia" di Luigi Fantappiè. Mi chiese di continuare a sviluppare questo argomento con lui e accettò di diventare il mio relatore per la tesi di specializzazione.

I lavori di Luigi Fantappiè erano introvabili, era come cancellato dalle biblioteche, ed in modo particolare era impossibile reperire i suoi libri sulla sintropia. Continuai perciò a sviluppare autonomamente il mio lavoro, senza conoscere la teoria della sintropia di Fantappiè. Nel '92 un editore romano, Di Renzo, pubblicò "*La Teoria Unitaria del Mondo Fisico e Biologico*" che Fantappiè aveva presentato nel 1942. Questa teoria parte dalle equazioni fondamentali che uniscono la meccanica quantistica con la relatività ristretta. Trattandosi di equazioni di secondo grado, cioè tutte elevate al quadrato, le soluzioni sono sempre due: una positiva e una negativa. Negli anni trenta i fisici rifiutarono, d'autorità, la soluzione a segno negativo, in quanto descrive una energia che diverge a ritroso nel tempo, fatto che entra in contraddizione con il dogma della causalità che vuole che le cause precedano sempre gli effetti.

La soluzione a tempo positivo, accettata dai fisici, descrive la causalità classica alla quale siamo abituati, che tutti conosciamo, cioè quella che si propaga avanti nel tempo, dove le cause precedono gli effetti.

Fantappiè era uno dei matematici più geniali dello scorso secolo. Si era laureato a soli 21 anni alla Scuola Normale di Pisa, a 27 era già professore ordinario e a 48 anni venne invitato da Oppenheimer a diventare membro dell'Istituto di Studi Avanzati della Princeton per lavorare a fianco di Einstein e dell'élite dell'epoca. Come matematico Fantappiè non poteva accettare che i fisici si fossero presi la libertà di rifiutare metà delle soluzioni delle equazioni fondamentali dell'universo. Si mise perciò a lavorare su queste soluzioni e scoprì che la soluzione che descrive energia che diverge in avanti nel tempo è governata dalla legge dell'entropia, cioè tende alla dispersione dell'energia, va verso l'omogeneità, il caos e il disordine. Al contrario, la soluzione che descrive energia che diverge a ritroso nel tempo, che per noi che ci muoviamo in avanti è energia che si concentra, porta all'assorbimento di energia, all'aumento di calore, differenziazione, complessità, ordine e alla creazione di strutture.

Elencando le proprietà matematiche della soluzione che diverge a ritroso nel tempo, Fantappiè si rese conto che queste descrivono esattamente le proprietà dei sistemi viventi. Quindi, nella sua *Teoria Unitaria del Mondo Fisico e Biologico* suggerì che il mondo fisico/chimico è espressione della soluzione a tempo positivo, quindi della causalità classica, mentre il mondo biologico è espressione della soluzione a tempo negativo, quindi della causalità che si muove a ritroso nel tempo, dominata da una legge simmetrica a quella dell'entropia che Fantappiè denominò sintropia, dal Greco *syn*=convergente e *tropos*=tendenza. La vita, in sostanza, dice Fantappiè, invece di essere causata dal passato risponde ad attrattori, cioè a cause che retroagiscono dal futuro!

Dottor Maurizio Paolella: *Qualche parola in più su Fantappiè...non fosse altro perché è una gloria della scienza nazionale di cui...*

Ulisse Di Corpo: ...di cui nessuno sa niente... Dunque...Fantappiè nacque nel 1901 e a 17 anni frequentava già la Normale di Pisa; si era iscritto a Matematica e si laureò a 21 anni con una tesi in Matematica Pura. Era compagno di studi e di stanza di Enrico Fermi. Divenne Professore Ordinario all'età di 27 anni, fece quindi una carriera folgorante, e lavorò sia in Italia che all'estero. Nel 1950 gli venne offerto di diventare membro dell'Istituto di Studi Avanzati della Princeton, uno dei posti più esclusivi all'epoca, che riuniva Einstein, Neumann, e poche altre persone. Di fatto era considerato uno dei grandi geni e applicava la matematica principalmente all'ambito della fisica. Per Fantappiè la matematica contiene un principio di realtà. Non poteva quindi condividere la tendenza, diffusa tra i fisici, di considerare solo quelle parti delle equazioni che erano comode. Le equazioni andavano considerate nella loro globalità. Fantappiè ricordava che se, come ha scritto Galileo, il grande libro della natura è stato scritto utilizzando il linguaggio della matematica, si devono considerare tutte le soluzioni e non solo quelle che fanno comodo.

La soluzione a tempo negativo delle equazioni fondamentali è considerata scomoda in quanto introduce in fisica il concetto di causa finale, contraddicendo il "dogma" secondo il quale le cause devono sempre precedere gli effetti. Stando alle formule fondamentali la causalità è simmetrica, oltre alla causalità classica esiste anche una causalità che agisce dal futuro: la retrocausalità. Tutte le espressioni dell'universo, non solo quelle biologiche, sono secondo queste equazioni il risultato della continua interazione tra causalità divergente, che proviene dal passato, e causalità convergente, che proviene dal futuro.

L'idea di una causalità che retroagisce dal futuro venne brutalmente censurata. Fantappiè descrive questa censura a partire dalla fine della seconda guerra mondiale. I suoi libri ed articoli sulla legge della sintropia vennero bloccati, le conferenze boicottate. La sua teoria sulla sintropia venne degradata ad una filosofia di un matematico eccentrico seppure geniale. Lo si accusava di non aver prodotto verifiche sperimentali. In effetti Fantappiè si era trovato avanti all'impossibilità di studiare la retrocausalità utilizzando il metodo sperimentale. Quindi, da una parte l'idea della retrocausalità non piaceva e dall'altra non esisteva alcuna prova sperimentale. La sua teoria cadde così ben presto nel dimenticatoio.

In effetti non è facile dimostrare la retrocausalità utilizzando il metodo sperimentale. Inoltre, sembra impossibile da dimostrare nei laboratori di fisica, in quanto le soluzioni a tempo positivo e quelle a tempo negativo predicono gli stessi risultati e non si riesce quindi a distinguere se gli effetti che si osservano dipendano da causalità classica o da retrocausalità. Ad esempio, secondo le equazioni l'antimateria dovrebbe muoversi a ritroso nel tempo, però nei laboratori di fisica non si riesce a dimostrare se l'antimateria si muova effettivamente in avanti o indietro nel tempo.

La situazione è però diversa in biologia. Nei sistemi viventi si osservano continuamente comportamenti di anticipazione, esattamente come previsti dalla teoria della sintropia e della retrocausalità. La teoria della sintropia ipotizza infatti che la sintropia alimenta i processi vitali e che quindi i parametri dei processi vitali devono manifestare reazioni anticipate rispetto alle cause. Queste reazioni anticipate sono sempre state descritte nei sistemi viventi. Non solo negli individui, negli organismi, nelle cellule, ma anche quando si studiano le molecole. Il biologo teorico Robert Rosen ha pubblicato in merito un libro dal titolo *"Anticipatory Systems"*, nel quale sottolinea che questi comportamenti di anticipazione che si osservano a tutti i livelli della vita non possono essere spiegati ricorrendo alla causalità classica. Oggi si cerca ancora di ricondurre questi comportamenti di anticipazione a modelli tradizionali, ad esempio modelli predittivi, oppure processi di selezione naturale. Non si capisce però come ricondurre alla causalità classica i comportamenti predittivi che si osservano in strutture molto semplici, come quelle che studia la biologia molecolare. Quando si studiano le molecole biologiche i comportamenti di anticipazione non possono essere la conseguenza della selezione naturale, in quanto ci troviamo ad un livello a monte dei processi di selezione naturale, e non possono essere la conseguenza di modelli predittivi in quanto le molecole non sono dotate di sistemi cognitivi in grado di produrre tali modelli.

L'ipotesi della teoria della sintropia è che la retrocausalità agisca a tutti i livelli della vita e, a differenza di ciò che si può sperimentare in fisica, quando si lavora con i sistemi viventi è possibile realizzare esperimenti che dimostrano l'esistenza della retrocausalità. Questo è stato il lavoro che Antonella Vannini ha condotto durante il suo dottorato di ricerca.

Dottor Maurizio Paolella: *Introduciamo dunque il lavoro e il personaggio di Antonella.*

Ulisse Di Corpo: Antonella Vannini è mia moglie. L'ho conosciuta il 7 gennaio 2001. All'epoca il mio lavoro sulla sintropia si era bloccato. Antonella mi disse che aveva abbandonato gli studi universitari per lavorare e che il suo grande sogno era quello di riprendere l'università. Due giorni dopo uscimmo assieme, in una bellissima sera con un'eclisse totale di Luna e il giorno dopo ancora, il 10.01.01, cioè il 10 gennaio del 2001, ci fidanziamo. Ci sposammo 9 mesi dopo, la stessa data, ma rovesciata, il 10.10.01, cioè il 10 ottobre 2001. Come regalo per il matrimonio le diedi la possibilità di riiniziare l'università. Le dissi di scegliere con il cuore e Antonella scelse di iscriversi a psicologia, indirizzo cognitivo. Inizialmente non mostrava alcun interesse per la sintropia, ma "scivolò" sull'equazione con la duplice soluzione e alla fine si ritrovò a fare 4 tesi sulla sintropia: una per la laurea triennale, una per la specialistica, una per il dottorato e l'ultima per la scuola di specializzazione in psicoterapia. Durante il dottorato di ricerca in psicologia cognitiva Antonella ha condotto 4 diversi esperimenti che si basano sull'ipotesi che se la vita si alimenta di sintropia, i parametri dei sistemi che sostengono i processi vitali, come è il caso del sistema nervoso autonomo, devono mostrare attivazioni pre-stimolo, cioè prima della causa. In pratica l'ipotesi dice che la conduttanza cutanea e la frequenza cardiaca devono mostrare risposte pre-stimolo. In altre parole, se il sistema nervoso autonomo si alimenta di sintropia e la sintropia è energia che diverge a ritroso nel tempo, i parametri del sistema nervoso autonomo devono manifestare e presentare reazioni PRIMA dello stimolo stesso.

Nella letteratura già erano presenti delle ricerche che mostravano questo strano effetto di anticipazione. I ricercatori non sapevano però come spiegarlo. Antonella ha studiato i disegni sperimentali utilizzati da questi ricercatori e ne ha selezionato uno messo a punto dal professor Patrizio Tressoldi, della facoltà di psicologia di Padova. Per renderlo più attinente alle ipotesi sulla sintropia, Antonella ha apportato dei cambiamenti. Il disegno sperimentale messo a punto da Antonella consente di osservare un forte effetto di anticipazione della frequenza cardiaca. In pratica la frequenza cardiaca reagisce IN ANTICIPO rispetto a stimoli futuri a contenuto emotivo.

Dottor Maurizio Paolella: *Avresti un esempio?*

Ulisse Di Corpo: Ti descrivo il disegno sperimentale utilizzato da Antonella. Le persone, cioè i soggetti sperimentali, venivano fatte sedere davanti al monitor di un computer e gli veniva applicata una cintura toracica per il rilevamento della frequenza cardiaca. La prova consisteva in tre fasi, nella prima fase venivano presentati dei colori a tutto schermo, ad esempio il colore blu, verde, rosso e giallo. Ogni colore rimaneva sullo schermo per esattamente 4 secondi. Nella seconda fase i quattro colori venivano presentati assieme come barre di colore e la persona doveva cercare di indovinare il colore che il computer avrebbe selezionato nella terza ed ultima fase in modo casuale. Nell'ultima fase, cioè dopo che la persona sceglieva il colore, partiva un algoritmo casuale del computer che portava a selezionare uno dei quattro colori. A questo punto il computer mostrava a tutto schermo il colore selezionato.

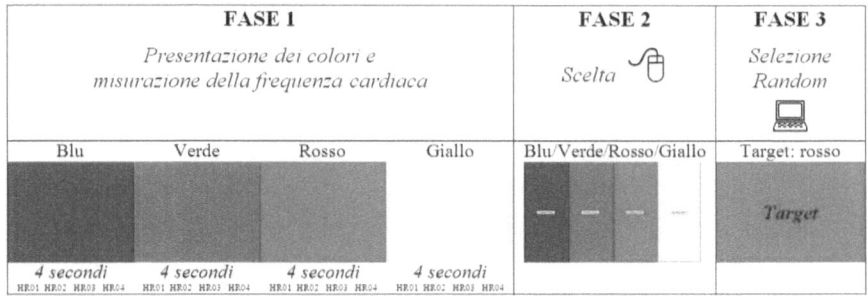

Ogni soggetto ripeteva la prova per 100 volte. Ciò che i dati mostrano è che, nella prima fase in cui si fanno vedere i colori in sequenza, la frequenza cardiaca si attiva in modo diverso a seconda del colore che il computer selezionerà in modo impredicibile nell'ultima fase. Questa attivazione è indipendente dalla scelta operata dal soggetto nella seconda fase.

Dottor Maurizio Paolella: *Cioè?*

Ulisse Di Corpo: Per esempio, ad alcuni aumentava nella prima fase la frequenza cardiaca quando il computer selezionava nell'ultima fase il colore rosso, ad altri la frequenza cardiaca diminuiva. Ogni soggetto mostrava una sua configurazione nella reazione anticipata della frequenza cardiaca. La differenza nell'attivazione della frequenza cardiaca all'interno di ogni singolo soggetto è fortemente significativa. C'è un pattern del soggetto in risposta a ciò che il computer selezionerà 15 secondi DOPO, nella terza fase. Quindi non una attivazione una frazione di secondo prima, ma un bel po' di tempo prima. Questa attivazione è forte, sia dal punto di vista quantitativo, corrispondente a circa due battiti cardiaci, ma anche dal punto di vista statistico. La cosa interessante è che si osserva una dissociazione tra la testa e il cuore. Anche se il cuore reagisce in anticipo allo stimolo che il computer selezionerà, quindi percepisce già qualcosa del futuro, a livello razionale continuiamo ad indovinare a caso, cioè non siamo in grado di tradurre la conoscenza del cuore in conoscenza della testa. Il cuore già sa, ma la testa continua a scegliere a caso.

Dottor Maurizio Paolella: *Cioè queste reazioni erano spontanee ma non coscienti nel soggetto.*

Ulisse Di Corpo: In psicologia si parla di conoscenza implicita ed esplicita. La conoscenza del cuore è implicita, quella della testa è esplicita. Anche se a livello implicito già sappiamo che cosa il computer selezionerà, a livello esplicito questa conoscenza non è accessibile.

Antonella si scontrò a questo punto contro un muro. Finché la sintropia rimane relegata ad una filosofia viene tollerata, ma appena viene dimostrata sperimentalmente e ha le carte in regola per diventare una teoria scientifica, la reazione diventa violenta. I professori che seguivano Antonella, fisici quantistici e psicologi cognitivi, reagirono violentemente *"Questo effetto è impossibile, non può esistere"*, *"Lei ha inventato i dati"*. Iniziarono ad accusarla sul piano personale e si rifiutarono di guardare i risultati o di replicare gli esperimenti. Come ai tempi di Galileo, in cui le autorità si rifiutavano di guardare dentro al telescopio, adesso le autorità si rifiutavano di vedere i dati e di analizzarli indipendentemente. Un professore di fisica arrivò persino ad ipotizzare che è la nostra aspettativa ad interagisce con l'elettronica del computer portando a determinare il colore che il computer selezionerà nella terza fase. Antonella introdusse, allora, una serie di controlli. Ad esempio, per rispondere a questa domanda, dopo aver fatto selezionare il colore al computer, veniva avviata una seconda procedura casuale che a volte portava a visualizzare il colore, e a volte no. L'effetto si osservava unicamente quando il computer mostrava al soggetto il colore selezionato nella terza fase. Se l'effetto fosse stato in avanti nel tempo, ad esempio la nostra aspettativa che interagisce con l'elettronica del computer, l'effetto retrocausale si sarebbe dovuto osservare sempre, sia quando il computer fa vedere il colore, sia quando non lo fa vedere, perché comunque l'aspettativa del soggetto avrebbe determinato la selezione del colore operata dal computer. Invece essendo l'effetto presente solo quando il colore selezionato veniva mostrato al soggetto, non si ha altra alternativa se non di considerare il colore che viene presentato nel futuro, cioè nella terza fase dell'esperimento, la causa di questo effetto che si osserva nella prima fase dell'esperimento.

Fantappiè era stato accusato di non aver prodotto alcuna prova sperimentale a sostegno della propria teoria. Quando Antonella ha prodotto queste prove la reazione è stata di attacco alla sua persona. Non era accettabile che si mettesse in discussione il dogma di causa ed effetto. LE CAUSE DEVONO SEMPRE PRECEDERE GLI EFFETTI. Nel mondo scientifico ed accademico la legge di causa ed effetto è un dogma che non può essere discusso. I risultati prodotti dagli esperimenti di Antonella erano perciò considerati inaccettabili. Invece di rimanere confinata sul piano scientifico, la discussione si spostò sul piano personale ed Antonella fu oggetto di attacchi veramente pesantissimi. In pratica il collegio dei docenti, invece di valutare questi risultati, stava cercando in tutti i modi di portare Antonella a rinunciare al dottorato. La situazione era così grave che si arrivò ad un passo da una denuncia al garante degli studenti.

Nel frattempo il preside della facoltà di ingegneria e di scienze applicate della Princeton, Robert Jahn, che aveva ascoltato Antonella in un convegno tenuto in Norvegia, era rimasto entusiasta degli esperimenti di Antonella e aveva chiesto di poter leggere la sua tesi. Antonella la tradusse in inglese e la inviò. Jahn lavorava da tempo su esperimenti analoghi. Il tutto era iniziato durante la guerra in Vietnam. La McDonald Douglas, produttrice di caccia militari, aveva notato che nei momenti di combattimento comparivano errori nell'elettronica degli aerei. Il presidente della McDonald Douglas si rivolse a Jahn, uno dei maggiori esperti di aeronautica degli Stati Uniti e candidato al Nobel. Iniziarono così una serie di studi. Ad un certo punto una giovane studentessa chiese a Jahn di condurre alcuni esperimenti sulle interazioni tra emozioni ed elettronica. Jahn era totalmente scettico, convinto che gli esperimenti non avrebbero portato ad alcun risultato, ma considerò che comunque era un buon esercizio per una tesi. Gli esperimenti portarono invece a risultati chiari e forti. Le emozioni interagiscono con l'elettronica e, quindi, durante i momenti di combattimento l'elettronica può andare in tilt a causa dei forti vissuti emozionali del pilota. Jahn decise di istituire un laboratorio per studiare in modo puntuale questi effetti. Venne così fondato il PEAR (Princeton Engineering Anomalies Reasearch Laboratory), in cui sono stati condotti per oltre trent'anni studi che dimostrano in modo chiaro e senza possibilità di dubbio che esiste una forte interazione tra la parte emozionale e l'elettronica. Inoltre, gli esperimenti condotti dal PEAR mostrano un forte effetto retrocausale. Le anomalie osservate dalla McDonald Douglas vennero perciò spiegate affermando che durante il combattimento il pilota è sottoposto ad uno stress emozionale estremo, poiché rischia la vita. Questo stress emozionale interagisce con l'elettronica. Si iniziarono a studiare soluzioni per schermare l'elettronica da queste interazioni anomale uomo-macchina, oggi utilizzate non solo in ambito militare, ma anche dalla NASA.

Jahn apprezzò al di là di ogni aspettativa il lavoro di Antonella e le scrisse una lettera facendole i complimenti e chiedendole di poter pubblicare la tesi (vedi: www.sintropia.it/Princeton.pdf).

E' da notare, comunque, che nonostante le importanti applicazioni dei lavori di Jahn in ambito militare, il mondo accademico trovava inaccettabile che l'effetto anomalo potesse propagarsi a distanza non solo nello spazio, ma anche nel tempo. I risultati del PEAR sono esattamente in linea con quelli previsti dalla legge della sintropia.

Gli esperimenti condotti da Antonella sono abbastanza semplici da replicare. Antonella era una dottoranda senza borsa, cioè non era pagata dall'università, e ha dovuto comprare tutti gli strumenti (cardiofrequenzimentri) e ha dovuto fare tutto da sola. Nonostante ciò è stata in grado di realizzare uno dei lavori di ricerca, a mio avviso, più interessanti prodotti negli ultimi anni dalle università italiane. Come al solito il detto latino *"Nemo profeta in patria!"* è particolarmente vero qui da noi. Abbiamo difficoltà a valorizzare le nostre ricerche e le nostre risorse.

Dottor Maurizio Paolella: *Quelli di Princeton non sapevano della sintropia e del fatto che il lavoro di Antonella partiva dall'ipotesi di Fantappiè, oppure sì?*

Ulisse Di Corpo: Il contatto si era stabilito nel 2007. Eravamo stati invitati a tenere delle conferenze in Norvegia dove presentammo la teoria della sintropia. La teoria della sintropia è ancora poco conosciuta. Abbiamo scoperto che è impossibile pubblicare i risultati di questi esperimenti sulle riviste scientifiche occidentali, cioè sulle principali riviste scientifiche. Qualsiasi risultato che mette in discussione la legge di causa ed effetto viene rifiutato, anche se sostenuto da risultati sperimentali facilmente replicabili.

Dottor Maurizio Paolella: *Quindi c'era stato un po' di background e di interscambio precedente...*

Ulisse Di Corpo: Con Antonella siamo andati a cercare chi nel mondo stesse facendo cose analoghe alle nostre; abbiamo trovato Robert Jahn, ma anche Patrizio Tressoldi a Padova, Dean Radin in California e Dick Bierman in Olanda. Con Jahn e Tressoldi in particolare abbiamo scambiato una serie di mail, ci siamo fatti dare indicazioni su come realizzare gli esperimenti e sui vari accorgimenti che avremmo dovuto seguire nella conduzione delle prove. Ed ecco il colpo di scena all'Università di Roma. Antonella fa vedere la lettera arrivata dalla Princeton ad un professore della Facoltà di Psicologia che non era nel collegio dei docenti del dottorato. Questo docente, amico di lunga data, scrisse al preside della facoltà, al direttore del dottorato e ad altri docenti influenti, affermando che Antonella gli aveva "rubato" l'idea, i dati e i risultati e che visto il comportamento altamente riprovevole di questa studentessa si doveva bloccare il suo dottorato. Gli altri che si erano schierati contro la sintropia e i risultati prodotti da Antonella, quando si videro arrivare la lettera di un docente che dichiarava che la ricerca e i dati erano suoi e che gli erano stati rubati, furono costretti ad interessarsi alla faccenda.

Per alcuni mesi Antonella si trovò sul filo del rasoio. Si era creata una enorme conflittualità. Tuttavia, grazie ad una serie di eventi fortuiti, il tutto si trasformò in una grande pubblicità e nel riconoscimento del suo lavoro di ricerca. Quando giunse il momento della discussione della tesi di dottorato, il tutor di Antonella era così terrorizzato dalle reazioni che la commissione nazionale poteva avere sull'argomento, che decise di non presentarsi in aula. Antonella venne lasciata da sola a discutere e difendere la propria tesi di fronte alla commissione nazionale. Tutti gli altri avevano paura dell'argomento e disertarono la sede di discussione.

Ciò mostra quanto il discorso sulla causalità sia grosso. Nel mondo scientifico ed accademico il DOGMA della legge di causa ed effetto non può essere messo in discussione, e chiunque sostenga una visione diversa diventa automaticamente un nemico, un eretico e viene emarginato. Ad esempio, i pochi docenti che conducono esperimenti sulla retrocausalità vengono privati dei finanziamenti. Nessuno ha il coraggio di sostenere l'ipotesi che la causalità possa funzionare in modo diverso, più complesso e articolato rispetto alla legge di causa ed effetto.

Dottor Maurizio Paolella: *Quasi il dogma di una religione...*

Ulisse Di Corpo: Quando Fantappiè propose l'idea che la soluzione a tempo negativo è reale, in quanto ne vedeva le proprietà nei sistemi viventi, e che deve quindi esistere una causalità che agisce a ritroso nel tempo venne "passato per le armi". Anche Robert Jahn, pur essendo uno dei massimi scienziati americani e preside della facoltà di ingegneria della Princeton, quando iniziò ad affermare che gli esperimenti del PEAR mostrano che la causalità può funzionare in modo diverso dalla legge di causa ed effetto venne espulso dall'università. L'università di Princeton fu poi costretta a riprenderlo e riassegnargli la carica di preside. Jahn ci ha più volte confidato che gli stessi docenti che in pubblico gli facevano la guerra, in privato lo sostenevano e dichiaravano che non potevano sostenerlo apertamente, altrimenti avrebbero perso i finanziamenti se non anche la docenza. In pratica, nel mondo accademico la legge di causa ed effetto è un punto che non è permesso discutere.

Dottor Maurizio Paolella: Questo risuona molto con Hahnemann e l'omeopatia...

Ulisse Di Corpo: Questo è infatti il motivo del nostro incontro e di questa intervista. Fantappiè si era più volte interessato all'omeopatia in quanto gli effetti terapeutici che si vedono possono essere letti come effetti retrocausali. Finora si è sempre cercato di spiegare l'omeopatia in base alla causalità classica. Anche l'ipotesi della memoria dell'acqua, sebbene originale e "diversa" come teoria, cerca di spiegare gli effetti dell'omeopatia utilizzando la causalità classica e non riesce a spiegare fino in fondo quello che si vede in omeopatia. Ciò che voglio affermare è che si deve avere il coraggio di dire che nei sistemi viventi la causalità funziona in modo diverso da quella meccanica. La sintropia, cioè l'energia vitale, è mossa da cause che retroagiscono dal futuro, ma interagisce anche con cause che agiscono dal passato.

Dottor Maurizio Paolella: Ecco, ma quando noi diciamo automaticamente che deve esistere una causalità diversa in realtà usiamo delle parole che potrebbero riassumersi così: si deve modificare un paradigma.

Ulisse Di Corpo: Sì, di questo si tratta. Attualmente domina il paradigma meccanicista, in base al quale le cause devono sempre precedere gli effetti. Nel momento in cui diciamo che esiste oltre alla causalità classica anche una causalità simmetrica, che va a ritroso nel tempo, abbiamo uno sconvolgimento del paradigma. Attualmente si spendono miliardi per tenere in piedi il paradigma meccanicista. L'importanza del Bosone di Higgs va letto in quest'ottica. L'approccio meccanicista non ha mai compreso come possano esistere forze convergenti e coesive. Ad esempio, che cosa provoca la gravità? Perché i corpi rimangono coesi? Il Bosone di Higgs è un esempio. Estremamente contraddittorio da un punto di vista matematico, cerca di dare una spiegazione meccanicista a questi quesiti. Per il modello meccanicista è così importante ottenere una risposta al tema della convergenza da aver accettato come probanti a favore del Bosone di Higgs risultati con una significatività statistica che non sarebbe mai stata considerata, in altre occasioni, degna di alcun significato. La teoria della sintropia spiega le forze convergenti in modo molto semplice, come manifestazione della soluzione a tempo negativo. Ciò implica che la gravità si dovrebbe propagare in modo istantaneo e che nel mondo sub-atomico non esisterebbero particelle, ma un sistema che vibra molto velocemente passando da fasi convergenti a fasi divergenti. Da una parte si spendono miliardi per mantenere in piedi il modello standard della fisica delle particelle, sul quale si poggia la visione meccanicista del mondo, dall'altra chi lavora sulla soluzione a tempo negativo delle equazioni e sulla retrocausalità si vede negato qualsiasi finanziamento.

Il passaggio dal paradigma meccanicista al paradigma supercausale ha innumerevoli conseguenze. Ad esempio, in ambito statistico e di metodologia della ricerca, cioè il campo a me più vicino, implica il passaggio dalla metodologia delle differenze, sul quale si basa il metodo sperimentale, alla metodologia delle variazioni concomitanti. La metodologia delle variazioni concomitanti era stata teorizzata dall'economista e filosofo Stuart Mill nel 1886. Mill aveva trovato che per studiare la causalità oltre a poter utilizzare il metodo delle differenze esiste un'altra metodologia, quella delle concomitanze. Il metodo delle differenze è quello che si utilizza classicamente. Si creano due gruppi simili, ad uno si dà il farmaco, all'altro una sostanza placebo e si studiano poi le differenze tra i due gruppi. Le differenze che si osservano possono essere attribuite unicamente al farmaco, cioè all'unico elemento che differenzia i due gruppi. Il metodo delle differenze ha limitato la scienza a relazioni di causa ed effetto e può studiare unicamente poche variabili alla volta e dati quantitativi (ed oggettivi) in quanto il calcolo delle differenze è possibile solo quando si dispone di misure quantitative. La metodologia delle variazioni concomitanti, invece, consente di studiare sia dati quantitativi/oggettivi, come dati qualitativi/soggettivi. La sintropia si manifesta principalmente nella forma qualitativa e soggettiva. Il metodo delle differenze, non potendo gestire informazioni qualitative ha automaticamente depurato la scienza da tutto ciò che ha a che fare con la sintropia e con la retrocausalità, imponendo così il paradigma meccanicista come unico paradigma possibile. In ambito statistico si osserva questa dicotomia tra tecniche che rispondono alla metodologia delle differenze, ad esempio il test della t di Student che confronta i valori medi e l'ANOVA che confronta le varianze, e tecniche che rispondono alla metodologia delle variazioni concomitanti, ad esempio il test del Chi Quadro che studia le frequenze concomitanti tra due variabili. La metodologia delle variazioni concomitanti consente di studiare assieme un numero illimitato di variabili qualitative e quantitative, non implica necessariamente il verso causale e può quindi studiare sia causalità classica che retrocausalità.

Dottor Maurizio Paolella: *Quindi se ho afferrato bene...in realtà viene dalla statistica questa opportunità in più, e diversa, per lavorare all'interno del nuovo paradigma.*

Ulisse Di Corpo: Sì, la metodologia delle variazioni concomitanti di Stuart Mill si traduce in una serie di tecniche statistiche che possono adesso essere utilizzate con grande facilità grazie al forte sviluppo dell'informatica. Fino agli anni sessanta l'uso dei computer era proibitivo. Si utilizzavano perciò tecniche statistiche i cui calcoli potevano essere fatti agevolmente a mano. Ciò aveva portato a prediligere la metodologia delle differenze e quindi il metodo sperimentale. Adesso siamo pronti per le nuove tecniche e il nuovo paradigma. La metodologia è chiara, le tecniche statistiche sono collaudate e i programmi di elaborazione dati sono disponibili anche gratuitamente.

In merito ho messo a disposizione un libro sulla metodologia www.amazon.com/dp/1520326637 e il relativo software gratuito per le analisi statistiche dei dati www.sintropia.it/sintropia.ds.zip .

Ovviamente si deve far fronte all'attaccamento al vecchio paradigma. Ad esempio, in ambito farmacologico si parte sempre dall'idea che le cause devono precedere gli effetti, quindi si continua ad utilizzare la metodologia delle differenze e le tecniche statistiche che si basano sul confronto tra medie e varianze. Il problema è che operando in questo modo è possibile manipolare i risultati e ciò sembra essere frequente. La metodologia delle variazioni concomitanti non si presta invece alla manipolazione dei risultati. Infatti se si manipolano i dati da una parte per ottenere determinati risultati, essi non tornano dall'altra e si riesce subito a scoprire l'inganno.

Nonostante la netta superiorità della metodologia delle variazioni concomitanti le riviste scientifiche chiedono elaborazioni effettuate con la vecchia metodologia delle differenze. La metodologia delle variazioni concomitanti esce dal paradigma meccanicista e, di conseguenza, le ricerche effettuate utilizzando questa metodica non vengono in genere pubblicate. Studi recenti mostrano, però, che oltre l'80% dei risultati prodotti con la metodologia delle differenze, pubblicati nelle più importanti riviste scientifiche, non si riescono a replicare. Come dicevo, il metodo delle differenze si presta facilmente alla manipolazione dei dati, cioè basta modificare alcune medie o scartare alcuni dati e si ottiene un effetto che non esiste in realtà. Pur di partecipare ad un convegno scientifico o vedersi rifinanziare la ricerca, è diventata una prassi diffusa tra i ricercatori quella di manipolare i risultati e produrre così falsa conoscenza scientifica sulla cui base vengono commercializzati farmaci il cui effetto terapeutico è nullo. La manipolazione dei risultati risulta invece impossibile quando si utilizza la metodologia delle variazioni concomitanti. Ovviamente questa metodologia apre le porte al superamento del paradigma meccanicista.

C'è un altro punto secondo me molto importante di cui dobbiamo parlare ed è legato all'acqua.

La *Teoria Unitaria del Mondo Fisico e Biologico* mostra che la sintropia è disponibile nel livello quantistico della materia, mentre la legge dell'entropia governa il mondo macroscopico nel quale viviamo. Ci si chiede allora: come fa la vita ad attingere alla sintropia?

Una delle critiche al modello di Fantappiè era proprio questa. Come fa la vita a prendere la sintropia dal microcosmo? Esiste un mezzo che consente il passaggio della sintropia dal micro al macro?

Nel 1925 il fisico Wolfgang Pauli scoprì nella molecola dell'acqua il ponte idrogeno, o legame idrogeno. Gli atomi di idrogeno si trovano in una posizione intermedia tra il livello sub-atomico, quantistico, e quello molecolare del macrocosmo.

Dottor Maurizio Paolella: *Ma perché proprio l'acqua?*

Ulisse Di Corpo: La molecola d'acqua è fatta di ossigeno e di idrogeno. Quando si legano più molecole di acqua, i due atomi di idrogeno si trovano in una situazione e configurazione particolari, una sorta di sospensione fra le molecole, che però fa sì che non siano né nel livello quantistico né in quello del macrocosmo. Diciamo che si trovano in un limbo fra entrambi i livelli, con i piedi in due staffe.

Questa situazione è nota come legame idrogeno o ponte idrogeno e porta ad acquisire sintropia. Poiché la sintropia è convergente, le forze coesive dell'acqua risultano essere dieci volte più potenti delle forze di van der Waals che tengono insieme gli altri liquidi. A causa di queste notevoli forze coesive, l'acqua manifesta proprietà simmetriche rispetto agli altri liquidi. Ad esempio, quando gela (cioè quando il ponte idrogeno si interrompe) si espande, diventa meno densa e galleggia; al contrario gli altri liquidi quando si solidificano si contraggono, diventano più densi e pesanti e affondano. La singolarità dell'acqua risiede, quasi interamente, in queste potenti forze coesive tipiche della legge della sintropia. Le altre molecole che formano i ponti idrogeno, ad esempio l'ammoniaca, non raggiungono proprietà coesive tanto elevate e non possono perciò costruire reti e strutture ad ampio raggio nello spazio come invece accade per l'acqua. Il ponte idrogeno consente alla sintropia di fluire dal micro al macro (e viceversa), dal livello quantistico della materia al livello del macrocosmo, rendendo l'acqua la molecola essenziale per la vita. L'acqua è, in definitiva, la linfa che irrora la vita di sintropia. Se la vita dovesse mai cominciare su un altro pianeta, sicuramente occorrerebbe l'acqua. L'acqua è l'elemento imprescindibile per la nascita e l'evoluzione di qualunque struttura biologica.

Sulla base di queste considerazioni, nel febbraio 2011 abbiamo scritto per il Journal of Cosmology un articolo di commento al lavoro di Richard Hoover del NASA Marshall Space Flight Center, in merito al ritrovamento di micro fossili di Cianobatteri in meteoriti di comete. La teoria della sintropia porta infatti a ritenere che la vita sia una legge generale dell'universo che si manifesta in presenza della molecola dell'acqua. Una caratteristica delle comete è, appunto, quella di essere ricche di ghiaccio che in prossimità del Sole si scioglie e diventa acqua, dando origine alla coda gassosa tipica delle comete.

Nel nostro commento abbiamo quindi sottolineato che la teoria della sintropia prevede la formazione di organismi viventi anche in situazioni estreme, come quelle che caratterizzano le comete, e che il ritrovamento di micro fossili in tutte le meteoriti di comete analizzate da Hoover sembra essere una conferma di questa teoria.

Per comprendere meglio le implicazioni del ponte idrogeno è importante chiarire le tre tipologie di tempo che la teoria della sintropia prevede:

Il *tempo causale*: è previsto nei sistemi divergenti, ad esempio il nostro Universo in espansione, ed è governato dalla soluzione a tempo positivo delle equazioni. Nei sistemi divergenti l'entropia prevale, le cause precedono sempre gli effetti e il tempo si muove in avanti, dal passato al futuro. La legge dell'entropia impedisce la retrocausalità, non è perciò possibile vedere onde luminose che si muovono a ritroso nel tempo o ricevere segnali radio prima che questi vengano trasmessi.

Il *tempo retrocausale*: è atteso nei sistemi convergenti, come è il caso dei buchi neri, ed è governato dalla soluzione a tempo negativo delle equazioni. Nei sistemi convergenti prevale la retrocausalità, gli effetti devono sempre precedere le cause e il tempo si muove a ritroso, dal futuro verso il passato. In questi sistemi non è possibile la manifestazione di energia che si muove in avanti nel tempo, per questo motivo non è possibile la fuoriuscita di luce e di energia dai buchi neri.

Il *tempo supercausale* caratterizza i sistemi nei quali le forze divergenti e quelle convergenti sono bilanciate. Un esempio è dato dagli atomi, il livello quantistico della materia. In questi sistemi la causalità e la retrocausalità coesistono e il tempo è unitario: passato, presente e futuro coesistono.

Questa classificazione del tempo era già stata formulata dai greci nella forma di: Kronos, Kairos e Aion.

Kronos descrive il tempo sequenziale, a noi familiare, tipico della soluzione positiva delle equazioni, fatto di momenti assoluti che fluiscono dal passato al futuro.

Kairos descrive il tempo retrocausale, tipico della soluzione negativa delle equazioni. Secondo Pitagora Kairos è alla base dell'intuizione e della capacità di anticipare il futuro e di scegliere in modo vantaggioso.

Aion descrive il tempo supercausale, nel quale passato, presente e futuro coesistono. Il tempo della meccanica quantistica, del mondo sub-atomico.

La molecola dell'acqua realizza un vero e proprio passaggio tra il micro e il macro che consente alla vita di acquisire sintropia, ma anche di collegarsi ad un tempo supercausale in cui passato, presente e futuro coesistono e di informare l'Attrattore, cioè la fonte della sintropia.

Dottor Maurizio Paolella: *Questo è fantastico! Questo sembra uno di quei film di fantasy americani dove l'acqua praticamente fa da porta d'ingresso...*

Ulisse Di Corpo: fra due regni diversi, fra due Universi.

La cosa interessante è che l'acqua ha proprietà completamente diverse rispetto a tutti gli altri liquidi. Consente alla causalità di funzionare in modo diverso da quella classica e per questo motivo le sue proprietà sono simmetriche rispetto agli altri liquidi.

Dottor Maurizio Paolella: *Puoi fare un esempio quando citi questo aspetto?*

Ulisse Di Corpo: L'acqua riesce ad assorbire quantità enormi di calore, esattamente come previsto dalla legge della sintropia. Questa particolarità dell'acqua fa sì che venga utilizzata nei sistemi di raffreddamento, ad esempio i radiatori delle auto. La capacità di assorbire calore, le proprietà termiche incredibili dell'acqua, sono espressione della legge della sintropia che è convergente e porta a concentrare ed assorbire energia.

Elencando le proprietà dell'acqua si scopre che sono tutte simmetriche rispetto a quelle degli altri liquidi. Ad esempio, a causa delle notevoli forze coesive dell'acqua il ghiaccio è meno denso dell'acqua e per questo motivo galleggia. Tutte le altre molecole sono invece più dense nella loro forma solida in quanto quando solidificano si contraggono, diventano più dense e pesanti e affondano. Inoltre, l'acqua solidifica partendo dall'alto verso il basso. Negli altri liquidi il processo di solidificazione inizia dal basso, in quanto il calore, cioè la parte calda del liquido si sposta in alto verso la superficie, mentre quella fredda affonda. Il liquido nella parte più bassa è quindi il primo a raggiungere la temperatura di solidificazione, e per questo motivo i liquidi solidificano a partire dal basso verso l'alto. Nell'acqua accade esattamente l'opposto. Ancora, per aumentare la temperatura dell'acqua occorre più calore rispetto a quanto è necessario per gli altri liquidi. La singolarità dell'acqua risiede, quasi interamente, proprio nelle sue proprietà coesive e di assorbimento che sono tipiche della legge della sintropia.

Vista l'importanza che l'acqua riveste nell'irrorare di sintropia la vita, si comprende come mai i sistemi viventi siano fatti principalmente di acqua. Basti pensare che noi esseri umani siamo composti per il 70% di acqua.

L'acqua ci dà la possibilità di attingere alla sintropia: l'energia vitale. Quindi l'acqua non è una molecola neutra, ma è una molecola che può avere effetti enormi sulla vita, ma a tal fine è necessario seguire una logica retrocausale che è esattamente opposta e simmetrica a quella classica. Ad esempio, se vogliamo avere un effetto molto forte, invece di aumentare la forza, la sostanza attiva, dobbiamo diluirla, cioè proprio quello che vediamo in Omeopatia con la diluizione. L'Omeopatia esprime esattamente ciò che accade nel momento in cui lavoriamo con la retrocausalità e con la sintropia.

Questo è il motivo per cui Fantappiè si interessò di Omeopatia.

Dottor Maurizio Paolella: *Tra l'altro, e qui lo dico per il lettore che può non saperlo, ci fu una relazione scientifica fatta credo al Pontificio Istituto di Roma negli anni '50 che voi avete pubblicato nel vostro sito web, in cui il prof. Negro che fu il decano dell'Omeopatia italiana, e Fantappiè, si incontrarono e Fantappiè sembrò molto interessato alle parole del professore e trovò assolutamente una conferma alla sua idea che attraverso l'acqua c'è la possibilità di una spiegazione "scientifica" dell'Omeopatia.*

Ulisse Di Corpo: Fantappiè stava cercando una verifica sperimentale alla sua teoria, ma il metodo sperimentale non si prestava allo studio di effetti retrocausali. In Omeopatia si lavora costantemente con questi effetti e l'anomalia dell'Omeopatia è proprio dovuta a questo, al fatto che la causalità è tutta ribaltata e rovesciata e quindi in qualche modo Fantappiè vide nell'Omeopatia una conferma alla teoria della sintropia.

Dottor Maurizio Paolella: *In medicina...*

Ulisse Di Corpo: Sì. Noi ci troviamo, se vogliamo, in una situazione un po' paradossale. La teoria della sintropia che nasce dalle equazioni fondamentali della fisica non si riesce a verificare nei laboratori di fisica. La conferma di questa teoria sembra possibile solo quando si studiano i sistemi viventi e, quindi, anche in medicina.

Dottor Maurizio Paolella: *Questo lo trovo singolarissimo.*

Ulisse Di Corpo: E' singolare in quanto la teoria della sintropia pone la fisica in una situazione subalterna alla biologia. Una conclusione a cui arrivarono Feynman e Wheeler, due grandi fisici entrambi premi Nobel, è che nel momento in cui si effettuano esperimenti nei laboratori in fisica non si riesce a capire se l'effetto è retrocausale o dovuto a causalità classica. Ad esempio, non si riesce a capire se un positrone si muove indietro o in avanti nel tempo. Le equazioni dicono che si muove indietro nel tempo, però se si muove indietro o in avanti i risultati che si ottengono sono gli stessi, quindi non si riescono a realizzare esperimenti in grado di distinguere tra causalità e retrocausalità. Questa difficoltà impedisce di provare sperimentalmente, in fisica, l'esistenza della sintropia.

Invece in biologia accade esattamente l'opposto.

Dottor Maurizio Paolella: *Ho una curiosità da profano, a questo punto. Magari la domanda che ti faccio è banale o fuori contesto…mi diceva recentemente il mio maestro di Omeopatia che ha avuto, dopo la presentazione di un suo caso clinico a un convegno, degli elogi da Fritjof Capra, che gli avrebbe con entusiasmo detto: "ecco, questa è la nuova medicina!" (mi riferisco al dr. Spinedi durante un convegno a Verona di quest'anno, ndr). Ma allora questa affermazione di Capra fa solo riferimento a spunti suoi personali, nel senso che anche la nuova fisica non è allineata sulla retrocausalità.*

Ulisse Di Corpo: Ho avuto modo di incontrare Fritjof Capra e conosco bene i suoi lavori. Esiste un movimento, diciamo di frontiera, che sta cercando di introdurre in fisica la retrocausalità. Tuttavia Fritjof Capra, come tanti altri fisici che parlano della nuova fisica, non fa parte di questo movimento e non ha il coraggio di abbracciare il tema della retrocausalità. Quindi da una parte parla della crisi del modello meccanicista, ma dall'altra non ha il coraggio di andare veramente al di là del paradigma meccanicista.

Dottor Maurizio Paolella: *Quella era infatti la mia domanda di prima...la riformulo meglio: come si pongono i cosiddetti nuovi fisici nei confronti della retrocausalità? Perché a me sembra che, più che i medici, siano proprio i nuovi fisici ad avere una sorta di simpatia e comprensione nei confronti della medicina Omeopatica.*

Ulisse Di Corpo: Tanti nuovi fisici dichiarano che il modello meccanicista è in crisi, ma non riescono a trovare il modo per uscire dal meccanicismo. Per questo motivo guardano alla biologia, all'Omeopatia, agli studi sulla coscienza. Però sono pochissimi, quasi nessuno, quelli che hanno l'ardire e il coraggio di fare il passaggio del Rubicone...come ti dicevo, quando fai questo passo vieni escluso da tutti i finanziamenti e buttato fuori dal mondo accademico.

C'è una reazione violentissima, di censura e di esclusione. Vieni trattato a tutti gli effetti come un eretico.

Quelli che hanno fatto questo passaggio e con cui ho avuto modo di parlare dicono che il prezzo che hanno pagato è così elevato che consigliano di non farlo! Visto il modo in cui si viene emarginati ed esclusi dal mondo scientifico, alcuni preferiscono rimanere nell'ambito dell'approccio classico e proporre piccoli cambiamenti.

Nel caso mio e di Antonella è diverso. Abbiamo la possibilità di parlare apertamente di tutto ciò in quanto abbiamo deciso di stare al di fuori del mondo accademico.

Stando al modello della sintropia, la grande crisi con la quale ci stiamo oggi confrontando non è altro che la crisi del paradigma meccanicista. Il meccanicismo, infatti, è governato dalla legge dell'entropia che porta ad aumentare la dissipazione delle risorse, il disordine e i conflitti. La crisi attuale renderà il passaggio verso il nuovo paradigma inevitabile e questo passaggio avverrà innanzitutto nelle Scienze della Vita. Probabilmente a partire dall'economia. La fisica attuale è ormai diventata simile ad una chiesa medioevale dogmatica. Come ai tempi di Galileo, chi si allontana dal modello standard viene emarginato, espulso, trattato da delirante, e a volte perseguitato.

Nelle scienze della vita ed in modo particolare in economia, oggi forse la disciplina più in crisi, il paradigma meccanicista non funziona più. E' d'obbligo fare il passaggio verso il nuovo paradigma supercausale. In fisica questa esigenza non è sentita. Ci si accontenta del paradigma meccanicista ed è difficile condurre esperimenti sulla retrocausalità e sulla supercausalità.

Al contrario in biologia, psicologia, medicina ed economia è possibile realizzare esperimenti che dimostrino in modo scientifico l'esistenza della retrocausalità.

Secondo me quello che accadrà è che il passaggio al nuovo paradigma avverrà nelle discipline della vita. Saranno biologi, medici, psicologi ed economisti che daranno la conferma sperimentale di una teoria che nasce però nel campo della fisica. Non saranno più i biologi, gli economisti e gli psicologi a dover ascoltare quello che ci dicono i fisici, ma saranno i fisici che dovranno questa volta ascoltare ciò che biologi, psicologi ed economisti dimostreranno con i loro esperimenti.

Tanto per dire, siamo stati contattati in questi giorni da alcuni fisici della Berkeley University. Hanno letto i nostri articoli e saggi e una di loro ci ha detto di non aver dormito tutta la notte. Le implicazioni sono così incredibili. Molti fisici sanno che è necessario cambiare paradigma, ma nel loro ambito è molto difficile, mentre è molto facile farlo nell'ambito delle scienze della vita.

Dottor Maurizio Paolella: *Riesci a darti un perché di questo?*

Ulisse Di Corpo: Sì, è molto semplice. E' un fatto di linguaggio. Esiste una profonda differenza tra matematica e statistica. La matematica è il linguaggio che si utilizza quando si lavora con sistemi deterministici, meccanici, mentre la statistica si utilizza principalmente quando si ha a che fare con la vita, cioè con sistemi non meccanici. I fisici sono focalizzati sul linguaggio della matematica, mentre quando si entra nell'ambito della sintropia è necessario passare alla statistica. Questa focalizzazione sulla matematica impedisce di fatto di espandere la fisica alla retrocausalità e al nuovo paradigma.

Inoltre, la sintropia è fondamentalmente l'energia della vita ed è quindi ovvio che sia più semplice studiarla nelle scienze della vita.

Dottor Maurizio Paolella: *Stiamo parlando di Hahnemann e dell'energia vitale.*

Ulisse Di Corpo: Sì. L'energia vitale è prevista dalla soluzione a tempo negativo delle equazioni fondamentali. Per studiarla è però necessario andare al di là della matematica ed entrare nel campo della statistica. I fisici hanno rifiutato nel 1930 la soluzione a tempo negativo, perché rifiutavano di mettere in discussione il paradigma meccanicista e la legge di causa ed effetto. Inoltre, è necessario utilizzare un nuovo linguaggio ed un nuovo formalismo. Nelle discipline che studiano la vita si è costretti ad utilizzare la statistica piuttosto che la matematica, e la differenza tra matematica e statistica è per molti aspetti la stessa differenza che c'è tra entropia e sintropia.

Le implicazioni del passaggio di paradigma sono enormi a tutti i livelli. Non solo in economia dove è chiaro che il modello meccanicista non funziona, ma anche in biologia. Ad esempio, il Darwinismo incarna i principi del meccanicismo e per spiegare la vita fa ricorso ai concetti di *selezione naturale* e *per prova ed errore*. Questo ragionamento può andar bene per la microevoluzione, cioè quando una specie si adatta ad un ambiente riducendo il proprio corredo genetico, cioè riducendo la propria informazione, ma non va assolutamente bene quando si parla di macroevoluzione, cioè quando una specie aumenta la propria informazione, ad esempio con la creazione di un nuovo organo, ecc. La vita è un continuo emergere di fatti improbabili. Prendiamo ad esempio la proteina più semplice che si compone di una catena di novanta aminoacidi. I calcoli combinatori mostrano che almeno dieci alla seicento permutazioni, cioè un numero pari ad un uno seguito da seicento zeri, sono necessarie per ottenere, per effetto del caso, una proteina composta da novanta amminoacidi. In uno studio pubblicato nel lontano 1969 sull'American Scientist, Walter Elsasser fu il primo a calcolare il numero massimo di permutazioni possibili nel nostro universo. Nell'intero arco della storia dell'Universo, cioè circa quindici miliardi di anni, possono esserci state al massimo dieci alla centosei permutazioni, considerando anche il livello della scala dei nanosecondi. Di conseguenza, qualsiasi evento che richieda un valore combinatorio superiore a dieci alla centosei è semplicemente impossibile nel nostro universo. Ciò dice che la vita non è stata generata dal caso e che la teoria di Darwin è errata. Inoltre, nel momento in cui una proteina si venisse a formare sarebbe immediatamente distrutta dall'entropia. Quindi, rimanendo all'interno di una logica meccanicista di causa ed effetto la formazione della proteina più semplice risulta inspiegabile. Ancora più inspiegabile è la formazione delle cellule, degli organismi e degli individui. Senza parlare della coscienza e dei sentimenti.

La sintropia ribalta il modo di ragionare. La vita si forma in quanto esistono degli attrattori che retroagiscono dal futuro e ci guidano verso le forme e le soluzioni opportune. La vita non è assolutamente il risultato di un processo per prove ed errori. Inoltre, la vita è impossibile senza l'acqua in quanto in assenza di acqua viene meno il collegamento con il livello quantistico dove la sintropia è disponibile.

Si giunge così alla conclusione che la vita è una legge dell'universo e che quando c'è acqua questa legge si attiva. Non esiste perciò un momento in cui la vita è stata creata, ma la vita si crea continuamente in presenza dell'acqua. Ovviamente ciò accade se l'acqua è parte di un sistema aperto.

Uno dei concetti fondamentali della teoria della sintropia è quello degli *attrattori*. Le cause che dal futuro retroagiscono sul passato sono in effetti degli attrattori che ci guidano verso una determinata direzione. Le equazioni prevedono l'esistenza di due piani, quello fisico che si muove in avanti nel tempo e che si complessifica grazie alle forze gravitazionali ed attrattive, e quello non fisico della sintropia che si muove a ritroso nel tempo e che si complessifica grazie alle forze opposte dell'entropia.

Come accade per l'universo fisico che vediamo organizzato in galassie, sistemi solari, pianeti, ecc. anche il piano non fisico della sintropia si struttura in modo complesso in attrattori organizzati gerarchicamente tra loro. In altre parole, la vita verrebbe causata da attrattori complessi che ci guidano in una direzione specifica, verso una forma specifica. Secondo questa visione esiste un attrattore specifico per ogni specie vivente. Quindi le forme complesse della vita non sono la conseguenza di processi per prove ed errori e di selezione naturale, ma sono la conseguenza di processi guidati verso forme e strutture complesse che già sono presenti nel futuro e che dal futuro stanno retroagendo.

Dottor Maurizio Paolella: *Hai detto la parola "attrattori" che finora non avevi ancora pronunciato…puoi dirci due parole in merito? Non vorrei che si creassero dei salti logici nel nostro discorso.*

Ulisse Di Corpo: Quando si parla di causalità classica si parla di cause. Nel caso della retrocausalità la causalità agisce dal futuro, ma è una causalità che ci attira, è convergente, quindi si parla di "attrattori". Ora quello che si è visto, inizialmente in meteorologia, è che quando si ha a che fare con gli attrattori si entra nel campo della complessità e dei sistemi caotici. Nel 1963 Edward Lorenz scoprì l'esistenza nei fenomeni meteorologici di sistemi caotici sensibili, in ogni punto del loro moto, a piccole variazioni. Ad esempio, studiando al computer un semplice modello matematico dei fenomeni meteorologici, si accorse che con una piccola variazione delle condizioni iniziali si produceva uno "stato caotico" che si amplificava e che rendeva impossibile ogni previsione. Analizzando questo sistema che si comportava in modo così imprevedibile, Lorenz scoprì l'esistenza di un attrattore che venne poi chiamato "attrattore caotico di Lorenz": questo attrattore porta le perturbazioni microscopiche ad essere enormemente amplificate e ad interferire con il comportamento macroscopico del sistema. Lorenz stesso descrisse questa situazione con la celebre frase: *"Il battito d'ali di una farfalla in Amazzonia può provocare un uragano negli Stati Uniti"*.

In meteorologia, come in tutte quelle discipline dove si interagisce con l'acqua, quindi in tutte le discipline della vita, si ha continuamente a che fare con gli attrattori. Gli attrattori vengono osservati e descritti, ma gli scienziati non ne conoscono la causa. In altre parole, si vede l'effetto della sintropia, ma non si parla mai di sintropia. Per l'approccio classico, meccanicista, l'origine degli attrattori è un mistero. Sono un mistero tutte le forze convergenti, non ultima la forza di gravità. Per la sintropia gli attrattori sono energia che diverge dal futuro, energia che agisce in modo retrocausale.

Come conseguenza del costante flusso di informazioni che provengono dal passato, nella forma di ricordi ed esperienze, e di informazioni che provengono dal futuro, dagli attrattori, nella forma di emozioni che ci attirano verso una direzione specifica, dobbiamo costantemente scegliere. Nella nostra esperienza dobbiamo costantemente scegliere se seguire ciò che ci dice la testa o ciò che ci dice il cuore. Questo stato costante di scelta porta i sistemi ad essere caotici. In altre parole, quando c'è di mezzo l'acqua, l'incontro tra causalità e retrocausalità porta il sistema a diventare caotico e non determinista. La scoperta degli attrattori ha dato origine alla scienza del caos.

Mentre l'entropia tende a livellare e annullare gli effetti, la sintropia tende ad amplificarsi e far crescere gli effetti. Un campo dove si studia l'interazione tra attrattori e causalità classica è quello della geometria frattale. Il termine frattale venne coniato nel 1975 da Benoît Mandelbrot, e deriva dal latino fractus (rotto, spezzato). I frattali compaiono nella teoria del caos e si ottengono inserendo nei sistemi geometrici degli attrattori nella forma di limiti ai quali si tende. Ad esempio, se si ripete la radice quadrata di un numero superiore a zero, ma diverso da uno, il risultato tenderà ad uno, ma non lo raggiungerà mai. Il numero uno è quindi l'attrattore della radice quadrata. Allo stesso modo, se si continua ad elevare al quadrato un numero superiore a uno il risultato tenderà ad infinito, e se si continua ad elevare al quadrato un numero inferiore a uno, il risultato tenderà a zero. Le figure frattali si ottengono nel momento in cui in un'equazione si inseriscono uno o più attrattori.

Come mostrato da Mandelbrot, queste figure sono complesse e allo stesso tempo ordinate. La geometria frattale sta affascinando molti ricercatori a causa della similarità che alcune di queste figure hanno con l'organizzazione dei sistemi viventi. Ad esempio le arterie e le vene coronariche presentano ramificazioni di tipo frattale. I vasi principali si ramificano in una serie di vasi più piccoli che, a loro volta, si ramificano in vasi di calibro ancora più ridotto. Sembra, inoltre, che queste strutture frattali abbiano un ruolo vitale nella meccanica della contrazione e nella conduzione dello stimolo elettrico eccitatorio: l'analisi spettrale della frequenza cardiaca mostra che il battito normale è caratterizzato da un ampio spettro che ricorda una situazione caotica. Anche i neuroni presentano una struttura simile ai frattali: se si esaminano a basso ingrandimento si possono osservare ramificazioni asimmetriche (i dendriti) connesse con i corpi cellulari, a ingrandimento leggermente superiore si osservano ramificazioni più piccole a partire da quelle più grandi e così via. Le vie aeree polmonari ricordano i frattali generati al calcolatore. Bronchi e bronchioli formano un albero con ramificazioni multiple, la cui configurazione si presenta simile sia ad alto che a basso ingrandimento. Misurando i diametri dei diversi ordini di ramificazione, si è appurato che l'albero bronchiale può essere descritto con la geometria frattale. La geometria frattale suggerisce che l'organizzazione e l'evoluzione dei sistemi viventi (tessuti, sistema nervoso, organismi e specie viventi) possa essere guidata da attrattori che retroagiscono sul sistema vivente grazie alle proprietà retrocausali della sintropia.

Un altro campo di studio degli attrattori è quello dei vortici. I vortici sono causati da attrattori, ad esempio dalla gravità. In quest'ambito spunta sempre fuori il famosissimo "rapporto aureo". E' qualcosa che si è usato molto in architettura, ma che adesso si sta scoprendo anche in biologia. Questo è un campo che sembra promettere una nuova comprensione su come gli attrattori interagiscono nel nostro universo macroscopico. Gli attrattori non cancellano l'entropia, ma si stabilisce un rapporto tra entropia e sintropia che sembra rispettare proporzioni che erano già conosciute nell'antichità.

Quello che trovo interessante è l'interdisciplinarità della sintropia. La teoria della sintropia consente di unire assieme non solo fisica e biologia, ma praticamente tutte le discipline. In un modo o nell'altro la sintropia si esprime in tutti gli aspetti della realtà ed è possibile perciò trovare un *fil rouge* che si collega un po' dappertutto. Alla fine se la realtà è il prodotto di una interazione continua tra forze divergenti e forze convergenti, chi partendo da un punto e chi da un altro, siamo portati a convergere tutti nella stessa direzione.

Il limite è il linguaggio che usiamo. Spesso non ci rendiamo conto che stiamo parlando delle stesse leggi, non ci comprendiamo l'un l'altro pur dicendo le stesse cose. Il problema è dovuto ai linguaggi diversi che stiamo usando. Penso che l'allargamento della scienza alla sintropia potrà aiutare a risolvere questo problema di incomunicabilità che sta portando le varie discipline ad isolarsi in mondi paralleli che non dialogano tra loro.

La sfida a mio avviso in questo momento è quella di andare al di là di questi linguaggi, e penso che ciò sarà offerto dal nuovo paradigma supercausale che mi aspetto inizierà ad attivarsi in questi prossimi anni.

Dottor Maurizio Paolella: *Pensi dunque che la sintropia possa avere implicazioni e sviluppi socioeconomici, politici, internazionali anche?*

Ulisse Di Corpo: Le implicazioni sono tante.

Ad esempio con Antonella teniamo dei seminari al Dottorato di Management qui a Roma alla Sapienza. Gli economisti distinguono tra problem solving e decision making. Il decision making è strategico, orientato verso il futuro. Si è sempre osservato che il decision making è il risultato di processi non razionali, dettati principalmente dal cuore, dai sogni e dalle intuizioni. Bene, gli economisti non sanno come introdurre queste caratteristiche all'interno di un discorso scientifico. Nelle nostre lezioni colleghiamo l'intuizione alla sintropia e facciamo notare che ci troviamo costantemente in mezzo ad un flusso di informazioni che proviene dal passato e uno simmetrico che proviene dal futuro. Le informazioni del primo tipo vengono in genere gestite dalla razionalità, sono basate sulla memoria, le esperienze, fatti oggettivi, mentre le informazioni che provengono dal futuro, sono principalmente di tipo emozionale, cioè ci sentiamo attratti verso una determinata direzione, senza che la testa sappia perché. Sentiamo che il cuore ci spinge in una certa direzione e che ci attira verso una specifica direzione piuttosto che un'altra. Secondo la teoria della sintropia il libero arbitrio nasce proprio da questo stato costante di scelta tra opzioni che ci vengono date dalla nostra esperienza passata e opzioni che ci vengono date dal futuro, dai nostri vissuti del cuore. Ci troviamo costantemente davanti a queste biforcazioni e siamo perciò costretti a scegliere. Dobbiamo scegliere se seguire ciò che ci dice la testa o ciò che ci dice il cuore. Quando si devono fare scelte strategiche importanti è vantaggioso seguire il cuore, la parte intuitiva.

La testa serve invece quando dobbiamo risolvere problemi già noti, quello che viene chiamato il problem solving. Quando dobbiamo aggiungere qualcosa di nuovo è importantissima la parte intuitiva, emozionale. Nei processi decisionali noi ci troviamo in bilico, siamo costantemente un po' tra l'uno e l'altro versante, ma per scegliere bene dobbiamo saper valorizzare in modo opportuno tutta la sfera emozionale.

Il neurologo Antonio Damasio ha scoperto che le persone che presentano deficit decisionale, cioè che non riescono ad operare delle scelte, sono accomunate dal fatto di avere una scarsa percezione dei propri vissuti emozionali. Questo deficit è comune alle persone che hanno lesioni nel lobo frontale del cervello o che utilizzano sostanze come l'alcol e droghe che "anestetizzano" i vissuti emozionali. Tuttavia, in queste persone tutte le altre funzioni cognitive sono integre: la memoria a breve e lungo termine, la memoria operativa, l'attenzione, la percezione, il linguaggio, la logica astratta, la capacità aritmetica, l'intelligenza, l'apprendimento, la conoscenza degli elementi che compongono il problema sul quale si chiede di operare la decisione e l'integrità del sistema di valori. Rispondono in modo normale alla maggioranza dei test di intelligenza e le loro funzioni cognitive risultano normali; nonostante ciò, non sono in grado di decidere in modo appropriato per tutto ciò che concerne il loro futuro. Si osserva quindi una dissociazione tra la capacità di risolvere problemi e la capacità di decidere per il proprio futuro. Damasio ha scoperto che i deficit nell'attività decisionale sono sempre accompagnati da alterazioni nella capacità di sentire i propri vissuti emozionali, mentre le capacità cognitive risultano integre. Si osserva l'incapacità di pianificare il proprio futuro, l'incapacità di fare un programma anche per le ore a venire, la confusione rispetto alle priorità e l'assenza di intuizione. I soggetti con deficit decisionale sono caratterizzati dal sapere ma non dal sentire. Damasio mostra che le sensazioni utili nei processi decisionali sono innanzitutto quelle del cuore, nella forma dell'accelerazione del battito cardiaco, seguite da quelle dei polmoni, nella forma della contrazione del respiro, dell'intestino e dei muscoli. Nei soggetti normali, che mettono in campo strategie decisionali vantaggiose, Damasio osserva che le emozioni aiutano ad indirizzare e orientare e conducono al luogo appropriato di uno spazio decisionale nel quale si possono far operare bene gli strumenti della logica. Il lavoro di Damasio suggerisce che esiste un insieme di sistemi guidato dalle emozioni e dai sentimenti che è orientato verso il futuro, verso un fine, e che questo sistema è alla base dei processi decisionali. Quando ad una persona vengono tolte le emozioni, essa non è più orientata verso il futuro e quindi non riesce più a scegliere in modo vantaggioso. Le emozioni non sono un intralcio alle decisioni, ma agiscono come l'ago di una bussola che ci guida in una direzione piuttosto che in un'altra. C'è da reimparare questo linguaggio delle emozioni che la cultura positivista degli ultimi secoli ha messo da parte, portando a focalizzare l'attenzione sulla parte razionale e sul cervello.

Dottor Maurizio Paolella: *Ecco appunto, ad esempio come vedresti un approccio sintropico nella politica?*

Ulisse Di Corpo: Questa è una domanda molto complessa.

A me hanno sempre detto: ma perché non organizzi un'associazione sulla sintropia? Perché non traduci la teoria della sintropia in un movimento politico?

Innanzitutto ritengo che tutti i partiti politici possano beneficiare dai concetti della sintropia. La sintropia è trasversale e non è schierata né a destra né a sinistra, anzi tende ad armonizzare posizioni opposte.

Inoltre, se si dovesse creare un'organizzazione, un'associazione sulla sintropia, si passerebbe automaticamente a considerazioni di potere che sono in antitesi con tutto il discorso che nasce dalla sintropia. Quindi, sono contrario alla costituzione di un partito della sintropia, ad una istituzione della sintropia. Penso invece che sia importante e possibile collaborare con tutte le realtà sociali e politiche affinché i concetti della sintropia vengano conosciuti ed applicati.

Per poter lavorare sulla sintropia sono dovuto rimanere al di fuori del mondo accademico e delle logiche di potere. In altre parole ho dovuto privilegiare la mia libertà di pensiero. Ciò non significa che però un giorno la sintropia non possa entrare a tutto diritto nel mondo accademico ed essere utilizzata da politici ed amministratori. La teoria della sintropia mostra indubbiamente la strada verso soluzioni ed opzioni che potrebbero essere più convenienti, più efficaci ed efficienti e può quindi risultare utile per un manager, come anche nella nostra vita di tutti i giorni. Quindi, sono convinto che la sintropia sia trasversale e non vedrei positivamente la nascita di un Partito della Sintropia.

Dottor Maurizio Paolella: *Mi chiedevo se almeno in linea teorica le osservazioni di tipo sintropico potrebbero avere delle implicazioni interessanti o di rilievo in campo economico politico…*

Ulisse Di Corpo: In tal senso le implicazioni sono semplicemente enormi. La sintropia dice che la crisi in cui ci troviamo è il risultato di anni di meccanicismo. Stando alle equazioni fondamentali il meccanicismo, cioè il pensiero causa-effetto, è governato dalla legge dell'entropia che porta alla dissipazione delle risorse, ad aumentare le crisi, i conflitti, le guerre, l'impoverimento dell'ambiente e l'inquinamento. Tutte queste cose sono tra loro collegate, sono espressione dell'entropia causata dal paradigma meccanicista.

La crisi ci obbligherà a passare al nuovo paradigma supercausale della sintropia. Questo passaggio sarà inevitabile. Bisogna solo capire quando e come avverrà. Gli interessi e le forze che si oppongono al passaggio sono molte. A mio avviso il passaggio sarà guidato dai singoli individui spinti dall'esigenza di risolvere la loro sofferenza, la depressione e l'angoscia. Penso che il cambiamento inizierà prima dagli individui e solo successivamente le istituzioni faranno proprio questo cambiamento.

Ovviamente anche nel nostro piccolo facciamo resistenza al cambiamento. La teoria della sintropia mostra chiaramente che abbiamo al nostro interno già tutte le risposte. Si tratta unicamente di potenziare il contatto con l'attrattore, cioè la nostra parte intuitiva, la percezione delle emozioni che ci indicano la direzione e la strada. La nostra guida, il nostro maestro è già dentro di noi. Quando al contrario ci rivolgiamo all'esterno aumentano la depressione e l'angoscia. In pratica la teoria della sintropia mostra che dobbiamo lasciare i riferimenti esterni e rivolgerci al nostro cuore, ai nostri vissuti interiori, perché solo tramite il cuore possiamo essere guidati nella nostra strada verso l'attrattore e il benessere. Finché rimaniamo aggrappati ai riferimenti esterni, la nostra sofferenza interiore aumenta. La funzione della sofferenza è quella di obbligarci al cambiamento, di spingerci ad accettare il nuovo paradigma, di essere guidati dall'attrattore.

Dalla teoria della sintropia nasce un modello che ho chiamato "Teoria dei Bisogni Vitali." La teoria dei bisogni vitali parte dall'idea che la vita si trova in una lotta costante con l'entropia e, per sopravvivere, deve soddisfare una serie di condizioni. Ad esempio, deve soddisfare condizioni materiali come bere, mangiare, un riparo, ma anche condizioni immateriali come il bisogno di significato e il bisogno di coesione/amore. Quando un bisogno vitale è soddisfatto solo parzialmente scattano i campanelli di allarme. Ad esempio, se abbiamo carenza di acqua sentiamo la sete, se abbiamo carenza di cibo sentiamo la fame, se abbiamo bisogno di un rifugio sentiamo il freddo. Lo stesso accade per i bisogni immateriali, ad esempio se il bisogno di significato non è soddisfatto ci sentiamo insignificanti, inutili e avvertiamo la depressione. La depressione è un campanello di allarme alla pari della sete, della fame e del freddo e ha la funzione di informarci che il bisogno vitale di significato non è soddisfatto. L'angoscia ci informa, invece, che il bisogno vitale di coesione/amore non è soddisfatto.

La teoria dei bisogni vitali, oltre a descrivere e spiegare i ben noti bisogni materiali di cibo, acqua, casa e igiene, postula l'esistenza di bisogni immateriali, altrettanto vitali, la cui insoddisfazione è alla base della depressione e dell'angoscia.

Il punto centrale di questa teoria è ciò che chiamo il *teorema dell'amore*.

L'entropia è divergente e ha portato l'universo ad espandersi verso l'infinito, mentre la sintropia è convergente e porta la vita, il sentimento di esistere, il sé ad essere estremamente piccolo e localizzato.

Quando ci confrontiamo con il mondo esterno che tende ad essere infinito ci rendiamo conto della nostra nullità. Rappresento questo conflitto con una semplice equazione che chiamo l'equazione del conflitto d'identità:

$$\frac{Io}{Universo} = 0$$

Dal confronto con l'universo nasce il conflitto tra l'essere e il non essere. Secondo la Teoria dei Bisogni Vitali questo conflitto è fondamentale e ci obbliga costantemente a cercare di dare un significato alla nostra esistenza. Da qui il nostro attaccamento alle ideologie, la nostra ricerca di giudizio altrui, ricchezza e popolarità.

E' facile vedere che il conflitto d'identità si risolve unicamente quando:

$$\frac{Io \ x \ \cancel{Universo}}{\cancel{Universo}} = Io$$

Unendoci all'universo, confrontati all'universo siamo sempre uguali a noi stessi. L'unione è la proprietà della sintropia. Poiché avvertiamo la sintropia nella forma di vissuti di calore e di benessere nell'area del plesso solare e del cuore che comunemente indichiamo con la parola amore, la Teoria dei Bisogni Vitali afferma che l'amore dà senso e significato alla nostra esistenza e solo tramite l'amore possiamo risolvere il conflitto Amletico tra l'essere e il non essere.

Sempre secondo la Teoria dei Bisogni Vitali l'amore oltre a farci vivere il significato della nostra esistenza, è anche associato ad un maggiore flusso di sintropia e quindi ad una maggiore attività delle funzioni rigenerative e guaritrici dell'organismo. Essa permette il funzionamento della parte rigenerativa e non è perciò un caso che la guarigione venga facilitata dall'amore.

Dottor Maurizio Paolella: *L'entropia insomma va verso la decomposizione e la morte, il caos e disordine di un sistema; è molto interessante come la medicina allopatica non faccia altro che confermare l'entropia nel senso di fissare, fermare, e confermare la direzione e la tendenza verso l'entropia. La medicina omeopatica invece manifesta altro: in corso di cura tu hai spesso dei momenti in cui addirittura puoi rivivere dei piccoli flash di esperienze passate, per esempio dei vecchi sintomi che erano stati soppressi, come noi usiamo dire nel linguaggio omeopatico. Erano stati soppressi dai farmaci allopatici. Invece il corpo, attraverso la liberazione che ha proprio la direzione dell'andare indietro nel tempo...te lo racconta facendoti ricomparire dei sintomi. Non succede sempre, ma spesso.*

Ulisse Di Corpo: La medicina allopatica si basa sul paradigma meccanicista, di causa ed effetto, che è governato dalla legge dell'entropia. Ciò spiega come mai i costi sanitari sono sempre più elevati, le disfunzioni aumentano e le malattie sembrano aggravarsi. Il debito pubblico ne è una conseguenza.

Quindi ricapitolando: la Teoria dei Bisogni Vitali distingue tra bisogni materiali e bisogni immateriali di amore e di significato. Quando acquisiamo sintropia sperimentiamo i vissuti di amore, mentre quando l'acquisizione di sintropia è carente sperimentiamo vissuti di angoscia e di dolore nella zona toracica. L'angoscia non è altro che un campanello d'allarme che ci dice che abbiamo bisogno di acquisire sintropia. Così come la fame e la sete non sono altro che campanelli di allarme che ci dicono che dobbiamo mangiare e bere.

L'altro campanello di allarme importante è la depressione. Il conflitto d'identità si percepisce come mancanza di significato, senso di nullità, carenza di energia, accompagnata da vissuti particolarmente dolorosi di depressione spesso associati ad angoscia e vuoto esistenziale. La depressione è il campanello d'allarme del conflitto d'identità.

La depressione e l'angoscia sono oggi sempre più diffusi e ci segnalano che i bisogni vitali di significato e di amore sono sempre più insoddisfatti. Purtroppo però noi siamo focalizzati sul piano materiale e cerchiamo di leggere e spiegare l'angoscia e la depressione esclusivamente come conseguenza di una disfunzione dei nostri mediatori chimici. Attualmente la psichiatria cerca di far fronte alla depressione e all'angoscia ristabilendo l'equilibrio dei nostri mediatori chimici per mezzo di farmaci. Un po' come se noi cercassimo di risolvere lo stimolo della fame per mezzo di farmaci che ristabiliscono l'equilibrio di alcuni mediatori chimici. In questo modo metteremmo a tacere la sensazione della fame, non sentiremmo più la fame, ma dopo un po' ne moriremmo, oppure potremmo esserne gravemente danneggiati. Lo stesso accade con l'angoscia e la depressione. Mettiamo a tacere questi campanelli di allarme utilizzando determinati farmaci, ma la causa reale che sta dietro all'angoscia e alla depressione continua ad agire. L'approccio attuale non porta la persona a darsi la giusta risposta ed essa entra in un circolo vizioso dove la depressione diventa cronica, l'angoscia si tramuta in psicosi e schizofrenia. Una spirale che porta ad aggravare la sintomatologia psichiatrica e che porta la persona ad avvitarsi sulla sua sofferenza. Ed è quello che stiamo osservando in questo momento: le malattie psichiatriche stanno esplodendo e la psicologia e la psichiatria sembrano essere inefficaci. Ad esempio la psicoanalisi cerca di spiegare la sofferenza solo in rapporto a quello che ti è successo nel passato – tuo padre, tua madre, o i traumi passati –, e di fatto non riesce ad aiutarti a capire cosa siano l'angoscia e la depressione, e quindi ad attivare delle risposte adeguate per i bisogni di significato e di amore.

In psicologia, in psichiatria, come anche in economia e in medicina è necessario ribaltare i modelli e spiegare ciò che osserviamo per mezzo di una nuova visione nella quale gli attrattori e la sintropia giocano un ruolo fondamentale. Il fine ultimo è quello di orientarci verso gli attrattori, quando operiamo in questo modo aumenta il flusso di sintropia, percepiamo vissuti di calore e di amore nel cuore e la nostra vita si riempie di significato e di benessere. Per fare ciò è però necessario ribaltare la nostra visione. Non dobbiamo cercare le cause, ma gli attrattori e gli obiettivi. Dobbiamo armonizzare la sintropia, che è retrocausale e finalistica, con la legge dell'entropia che governa il mondo fisico esterno. Quando ci si avventura nel nuovo paradigma si scopre che la soluzione ai problemi si trova spesso in direzione opposta rispetto a quella che ci viene indicata dal ragionamento classico.

Tanto per fare un esempio, in Danimarca avevo seguito dei casi di sindrome di Duchenne. Qui in Italia la distrofia muscolare di Duchenne porta alla morte in un'età compresa tra i 18 e i 24 anni. È una malattia genetica. Telethon raccoglie i fondi per finanziare studi di ingegneria genetica. Da noi non si fanno progetti basati sul sociale perché il sociale non è considerato scientifico, quindi tutti i soldi vengono impiegati solo per studi medici di tipo genetico. Teniamo conto che in Italia lo Stato spende forse 10 mila euro al mese per ogni distrofico. I soldi vanno alle regioni, le regioni li mandano alle ASL, le ASL alle Fondazioni e alle cooperative che forniscono assistenza. Infine, dopo tanti passaggi al distrofico arriva un'assistenza diciamo quasi inesistente, in quanto i soldi si sono persi in tutti i precedenti passaggi. Spesso arrivano semplici volontari che aiutano il distrofico e la famiglia qualche mezza giornata a settimana. Ma lo Stato spende per loro 10 mila euro al mese.

In Danimarca hanno un approccio ribaltato.

Loro dicono: abbiamo 10 mila euro al mese? Li diamo direttamente in mano all'utente finale. È il distrofico che sceglie come organizzare i suoi servizi, ovviamente con un'adeguata rete di collaborazione e consulenza attorno. Così avrà in genere 3 o 4 operatori a tempo pieno, che lo seguono, professionisti presi dal libero mercato, quindi non volontari. Il paziente li può cambiare da un momento all'altro se non gli stanno bene. Ciò provoca un indotto di Scuole di Formazione. I professionisti, per rimanere sul mercato hanno interesse a lavorare bene. Dall'altra parte si spende molto poco nel campo della ricerca genetica.

Insomma, in Danimarca si osserva che i Duchenne arrivano a vivere fino a 40 anni, senza alcun contributo da parte della medicina né della genetica, ma solo ribaltando il modo in cui vengono spesi i soldi, dove è l'utente che ha il potere economico nelle mani, non le istituzioni che forniscono i servizi.

Quello che il governo danese dice è che usando questo loro sistema e criterio di spesa – che viene utilizzato in tutte le patologie croniche importanti, tipo i tumori – la persona crea con questa modalità un circolo virtuoso, che dà vita a moltissimo lavoro, moltissimi passaggi, che, venendo tassati, permetteranno allo Stato di recuperare tutti i soldi investiti. Dunque ribaltando la logica si crea benessere non solo alla persona ma anche alla collettività che ruota attorno alla persona...si crea lavoro, la persona si sposa, spesso ha figli. Qui da noi è invece rarissimo che un Duchenne possa mettere su famiglia e possa sentirsi utile per la società. E tutto ciò a costo zero per lo Stato.

Quando si passa dal paradigma meccanicista a quello della sintropia, la logica si ribalta. Quando si lavora secondo una logica sintropica è proprio il modo in cui si pensa alla causalità che si ribalta.

Dottor Maurizio Paolella: *Mi sembra che questo tuo esempio finale sia utilissimo perché offre un risvolto pratico socialmente, e di approccio sintropico già realizzato dai danesi su uno specifico problema e consente di vedere oltre al discorso astratto, sul metodo, anche le implicazioni pratiche, come hanno fatto i danesi in modo così semplice ed efficace...*

Ulisse Di Corpo: La Danimarca si è sempre rifiutata di entrare nel sistema di welfare dell'Unione Europea e questo è uno dei motivi per il quale i danesi non hanno accettato di entrare nell'area dell'Euro. Nell'Unione Europea viene imposto l'approccio meccanicista che i danesi, invece, rifiutano. I fatti dimostrano che il loro sistema è di gran lunga più efficace e superiore al nostro e ciò dà sostegno alle ipotesi che la teoria della sintropia sviluppa in ambito sociale e sanitario.

Ovviamente, ribaltando il modo di vedere la causalità si passa necessariamente dalla medicina allopatica all'omeopatia perché l'omeopatia ribalta tutta la causalità. Tutte le discipline possono essere studiate ribaltando la causalità. Ciò porta in ambito economico e del welfare a progettare politiche profondamente diverse da quelle attuali.

La crisi attuale secondo me è dovuta semplicemente al fatto che il paradigma meccanicista è arrivato al capolinea. Ciò si manifesta oggi con un aumento di entropia a tutti i livelli.

Dottor Maurizio Paolella: *Veramente interessante, e direi il modo perfetto di completare la nostra intervista.*

2

LA RETROCAUSALITÀ

Le equazioni fondamentali descrivono il presente come il punto d'incontro di cause che agiscono dal passato (causalità) e cause che agiscono dal futuro (retrocausalità). In tutte le sue manifestazioni la realtà dovrebbe manifestare questa dualità.

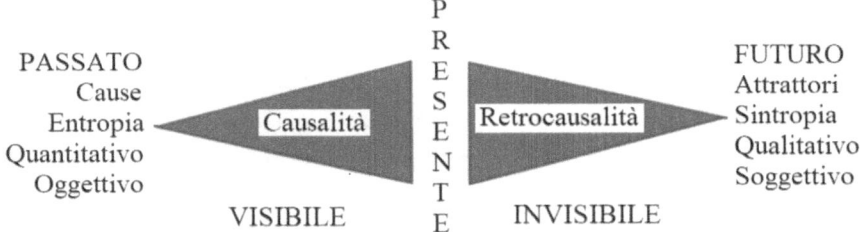

Vediamo un esempio.

Nel 1803 Thomas Young mostrò, con l'esperimento della doppia fenditura, che la luce si propaga come onde:

L'esperimento di cui sto per parlare può essere ripetuto con grande facilità, purché splenda il Sole e con una strumentazione che è alla portata di tutti
                                                    Thomas Young, 24 novembre 1803

L'esperimento di Young era molto semplice. Un raggio di Sole viene fatto passare attraverso la fenditura di uno schermo che è indicato nel disegno di seguito con S1, quindi raggiunge un secondo schermo, S2, con due fori.

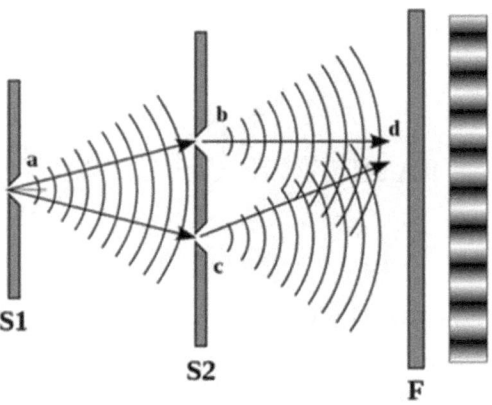

La luce che attraversa i due fori del secondo schermo finisce infine sullo schermo bianco F, dove crea una figura di luci e di ombre. Se la luce fosse stata composta da particelle si dovevano osservare due punti luminosi, in corrispondenza dei due fori del secondo schermo. Invece si osserva una figura dove si alternano luci ed ombre. Young spiegò questa figura come conseguenza del fatto che la luce si diffonde attraverso i due fori come *onde*. Queste onde danno origine a fasce chiare nei punti dove si sommano, cioè dove c'è *interferenza costruttiva*, mentre danno origine a fasce scure nei punti dove non si sommano, cioè nei punti dove c'è *interferenza distruttiva*.»

Tutto andò bene fino alla fine del XIX secolo quando i fisici si trovarono avanti ad un paradosso. Le equazioni di Maxwell portavano a predire che un corpo nero, cioè un oggetto che assorbe tutta la radiazione elettromagnetica, deve emettere frequenze ultraviolette con picchi di potenza infinita. Fortunatamente ciò non si verifica! Questa previsione, nota come la *catastrofe ultravioletta*, non si è mai osservata in natura.

La risposta a questo paradosso venne data il 14 dicembre del 1900 da Max Planck. In un articolo che presentò alla società tedesca di fisica Planck suggeriva che l'energia non si propaga in modo continuo sotto forma di onde, ma in base a multipli di unità fondamentali, pacchetti che chiamò *quanti*. I quanti possono essere più o meno piccoli a seconda della frequenza di vibrazione del corpo. Sotto la dimensione del quanto l'energia non si propaga. Si evita così la formazione di picchi infiniti di calore e si risolve il paradosso della catastrofe ultravioletta.

Nel 1905 Einstein, per risolvere il paradosso dell'effetto fotoelettrico, descrisse la luce come composta da quanti, cioè da particelle piuttosto che da onde. L'effetto fotoelettrico consiste nel fatto che quando i raggi di luce colpiscono un metallo, il metallo emette degli elettroni. Tuttavia, fino ad una certa soglia il metallo non emette elettroni, e sopra questa soglia esso emette elettroni la cui energia resta costante. La teoria ondulatoria della luce non è in grado di spiegare questo comportamento.

Einstein rispose ipotizzando che la luce, precedentemente considerata solo come onda elettromagnetica, potesse essere descritta in termini di quanti, ovvero particelle che oggi chiamiamo *fotoni*. La spiegazione fornita da Einstein trattava la luce in termini di fasci di particelle, invece che in termini di onde, aprendo così la strada alla dualità onda-particella.

Oggi, l'esatto equivalente dell'esperimento di Young può essere condotto servendosi di un fascio di elettroni. Gli elettroni lanciati in un esperimento della doppia fenditura producono una figura d'interferenza sullo schermo rilevatore e devono quindi muoversi sotto forme d'onda. Tuttavia, all'arrivo, generano un solo punto di luce, comportandosi quindi come particelle.

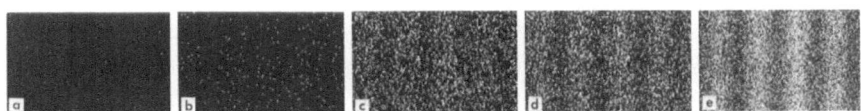

Se l'elettrone fosse una particella dovrebbe passare attraverso uno o l'altro dei due fori presenti nell'esperimento; tuttavia, la figura d'interferenza mostra che si tratta di onde che attraversano i due fori contemporaneamente. Secondo Richard Feynman nell'esperimento della doppia fenditura è racchiuso il mistero centrale della meccanica quantistica:

> *Si tratta di un fenomeno in cui è impossibile, assolutamente impossibile, trovare una spiegazione classica, e che ben rappresenta il nucleo della meccanica quantistica. In realtà, racchiude l'unico mistero (...) Le peculiarità fondamentali di tutta la meccanica quantistica.*

La dualità onda-particella è predetta dalla teoria della sintropia. La teoria della sintropia afferma che esistono tante cause quanti attrattori e che niente accade senza il contributo di entrambi. La dualità onda particella è una dimostrazione della dualità passato/futuro, della dualità causalità/retrocausalità. Il passato si manifesta come particella, mentre il futuro come onda. Perché la luce possa propagarsi è necessario il passato, cioè la particella, ma anche il futuro, cioè l'onda.

Meccanica quantistica e relatività ristretta vennero considerate incompatibili in quanto unite portano a predire l'esistenza del futuro che retroagisce sul presente. Per spiegare la dualità onda e particella, senza ricorrere alla retrocausalità e al futuro, Niels Bohr e Werner Heisenberg proposero l'idea che la coscienza ha la capacità di trasformare l'onda in particella, determinando, in questo modo, la manifestazione della realtà. Secondo questa interpretazione, la coscienza precede e determina la realtà.

Bohr e Heisenberg erano ferventi nazisti e la loro interpretazione venne usata per dare supporto all'idea del superuomo nazista. Quando Schrödinger si rese conto del modo in cui la sua funzione d'onda era stata reinterpretata, fino a diventare un'onda di probabilità dai connotati mistici, commentò: *"Non mi piace, e non avrei mai voluto avere a che fare con qualcosa del genere!"* Einstein prese subito le distanze affermando che il ricorso alla coscienza e alla probabilità erano prove della incompletezza di tale interpretazione.

Ben presto il dibattito scientifico svilì in un dibattito ideologico. Nell'aprile 1933, durante un viaggio negli Stati Uniti, Einstein apprese che il nuovo governo tedesco aveva emanato una legge che escludeva gli ebrei da qualsiasi carica pubblica, compreso l'insegnamento universitario. Un mese dopo, il 10 maggio 1933, il ministro per la propaganda Joseph Goebbels proclamò che la scienza ebraica era morta ed ebbe luogo il rogo dei libri, tra i quali anche i lavori di Einstein. Il nome di Einstein figurava nella lista dei nemici del regime che dovevano essere eliminati, e venne offerta una ricompensa a chi avesse portato la sua testa. Nei giornali tedeschi Einstein venne annoverato tra i nemici del nuovo regime tedesco con accanto la frase: *"non ancora impiccato"*. Le pubblicazioni e i libri di Einstein furono bruciati, la sua villa alla periferia di Berlino venne saccheggiata, il suo conto bancario bloccato, e il suo violino distrutto. Hitler era stato convinto della pericolosità della scienza ebraica dal libro *100 Autori contro Einstein*. La teoria della relatività venne messa al bando e stigmatizzata come deliri di un nemico del Terzo Reich, cospirazione della scienza ebraica, mentre l'interpretazione di Bohr e Heisenberg diventò parte integrante dell'ideologia nazista.

Nel mondo quantistico coesistono causalità e retrocausalità, passato e futuro. Le proprietà retrocausali dell'omeopatia emergono quindi dal mondo quantistico, e deve esistere qualcosa che possa operare da ponte tra il micro, il mondo quantistico, e il macro, il mondo della materialità nel quale viviamo.

Il modo in cui la retrocausalità opera è ribaltato rispetto alla causalità. Con la causalità per aumentare l'effetto si deve aumentare la forza della causa, in quanto l'energia si disperde e l'effetto tende a diminuire. Con la retrocausalità per aumentare l'effetto, la perturbazione deve essere la più piccola possibile e deve essere collocata vicino all'attrattore. E' l'attrattore che amplifica l'effetto in quanto concentra e aumenta l'energia.

Abbiamo già visto che la molecola dell'acqua, grazie al ponte idrogeno, opera da ponte tra il mondo quantistico e il nostro livello del macrocosmo.

E' per questo motivo che le proprietà dell'acqua sono simmetriche rispetto a tutti gli altri liquidi, ma è anche per questo motivo che i rimedi omeopatici devono essere a base di acqua e che maggiori sono le diluizioni, più si potenzia il rimedio. Le diluizioni e le dinamizzazioni servono per far passare l'informazione del rimedio dal nostro livello molecolare a quello quantistico, avvicinandolo così all'attrattore che ne potenzierà l'effetto.

Le proprietà sintropiche della retrocausalità sono ben evidenti nel campo dell'omeopatia, ma possono trovare innumerevoli applicazioni, in po' in tutti i settori.

Un primo esempio, che potrà apparire molto lontano ma che ci consente di capire perché l'omeopatia deve lavorare sui simili, ci è stato fornito nel 2012 quando ci trovavamo a San Francisco per partecipare ad un convegno del SAND, Science and Non Duality. Negli stessi giorni si disputava, sempre a San Francisco, la finale di baseball, e i San Francisco Giants erano una tra le squadre peggiori della storia americana. Eravamo ospiti di un amico, uno dei più famosi guaritori degli Stati Uniti che utilizzava una tecnica di guarigione a distanza che aveva appreso da Nicolai Levashov.

Il nostro amico cercava di aiutare i Giants agendo su di loro utilizzando la tecnica che aveva appreso da Levashov. La sua tecnica si basava sulla visualizzazione tridimensionale della persona da aiutare e sull'utilizzo dell'energia delle mani per sciogliere i blocchi di energia vitale. Gli effetti che otteneva con i Giants erano deludenti, difficili da valutare. I Giants continuavano a perdere.

Ebbi allora l'idea di spiegargli che in base alla teoria della sintropia, il risultato si potenzia grazie all'effetto farfalla, cioè grazie all'azione in modalità retrocausale. In pratica gli dissi di registrare la partita, di non vederla e a partita conclusa, senza conoscerne il risultato, di iniziare a vedere la registrazione e procedere con le sue tecniche di aiuto a distanza. In altre parole doveva agire in modalità retrocausale su di una partita già conclusa.

Appena iniziò ad utilizzare questa modalità retrocausale, i Giants iniziarono a vincere ottenendo risultati sempre più sorprendenti e riuscendo a realizzare ciò che nessuna squadra prima di allora aveva mai realizzato nella storia del baseball americano.

Esiste un video, girato a San Francisco con l'amico guaritore. Il link è youtu.be/ubdNpH-zPwo. Dura pochi minuti.

Ovviamente, poteva trattarsi di una coincidenza, ma abbiamo poi ripetuto l'esperimento in circostanze completamente diverse e su altri tipi di situazioni, anche molto più complesse, ottenendo sempre dei risultati sorprendenti.

Ciò che si deduce da questi esperimenti è che, quando si lavora in modalità retrocausale, si può solo aiutare e mai opporre. Ad esempio, non si può opporre la squadra rivale, ma si può solo facilitare la squadra che si vuole aiutare.

Mentre la medicina allopatica che si basa sulla causalità segue il principio dell'opposizione, del contrasto al sintomo e alla malattia, la medicina omeopatica che utilizza la retrocausalità segue il principio della similitudine, cioè facilita, aiuta la malattia a fare il suo lavoro.

In merito alla retrocausalità esistono innumerevoli studi ed esperimenti. Un estratto della tesi di dottorato di Antonella "Retrocausalità, esperimenti e teoria" è disponibile all'indirizzo: www.amazon.it/dp/1520284225

La medicina omeopatica agisce sul piano invisibile, il piano spirituale dell'esistenza. E' possibile agire su questo piano anche in altri modi.

Le equazioni fondamentali mostrano infatti che l'energia, che è un'unità (non può essere né creata né distrutta, prima legge della Termodinamica), è composta da una eguale quantità di energia sintropica e di energia entropica. Ciò si scrive nel modo seguente:

$$1 = entropia + sintropia$$

Spostando sintropia a sinistra abbiamo: *sintropia=1-entropia*. In altre parole sintropia ed entropia sono l'uno il complemento dell'altro, sono parte di un'unità indivisibile. Questo concetto è espresso in modo magistrale dalla figura dello yin e dello yang.

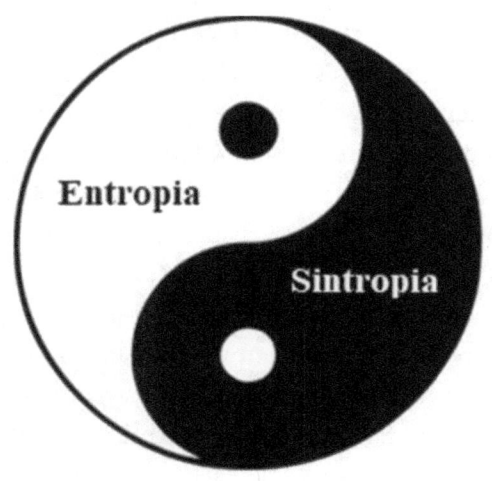

Dove entropia e sintropia fanno parte della stessa unità e sono perfettamente bilanciate. Inoltre, all'interno dell'una, troviamo l'altra. Ciò porta a descrivere l'universo come una realtà dinamica, una danza continua tra entropia e sintropia. Entropia e sintropia giocano costantemente assieme come Shiva e Shakti. Il principio di complementarietà tra entropia e sintropia può essere rappresentato anche utilizzando un'altalena.

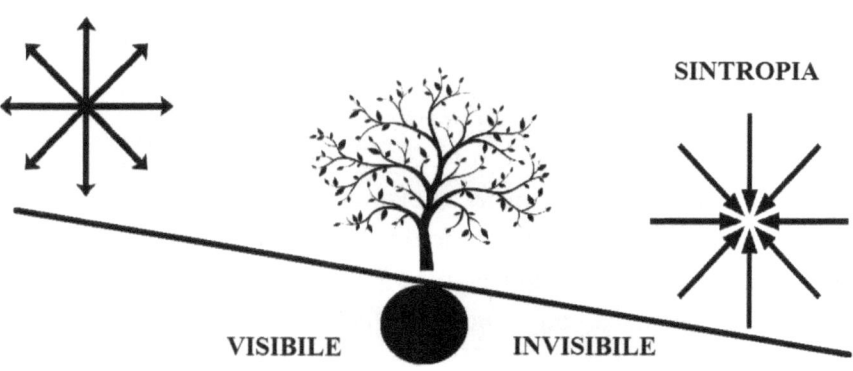

La vita è un'espressione sul piano fisico della sintropia e per sopravvivere deve aumentare la sintropia. Ciò viene però ostacolato dalle nostre attività che, al contrario, aumentano l'entropia. Il gioco della vita è proprio questo: come aumentare la sintropia e ridurre l'entropia rimanendo attivi?

La sintropia attiva i processi del mondo invisibile che potenziano la vita, il benessere e la ricchezza. Spesso, ciò viene vanificato dal fatto che le persone, pur di dare un significato all'esistenza, ricade in stili di vita entropici. Questo è un problema che si osserva costantemente e che può essere risolto solo affiancando all'aumento della sintropia un lavoro interiore di trasformazione che consenta di rispondere al bisogno di significato non più cercandolo all'esterno (tramite il giudizio altrui, il possesso, la ricchezza, il potere e le ideologie), ma trovandolo all'interno (nel teorema dell'amore).

Per capire meglio questo meccanismo riportiamo di seguito il primo caso in cui abbiamo utilizzato questo approccio. Si tratta di un libero professionista, single, le cui uscite superavano le entrate di più di cinquecento euro al mese! I risparmi stavano per terminare e non aveva nessuno a cui chiedere aiuto, si sarebbe dovuto indebitare. Iniziò a ridurre le spese: niente soldi nel portafoglio, niente credito nel cellulare. Ma le cose andavano di male in peggio. A questo punto ci chiese aiuto. Vediamo com'è andata.

"Quanto spendi per il tuo cellulare?"
"Circa 40 euro al mese, ma mi trovo sempre senza credito."
"Perché non cambi gestore? Ci sono offerte interessanti. Con soli 10 euro al mese puoi avere minuti e SMS illimitati e 20 gigabyte di internet."

Abbassare l'entropia è sinonimo di risparmiare, ma ciò deve essere fatto mantenendo o aumentando la qualità della vita. Ad esempio, modificando un vecchio contratto oneroso. In questo caso cambiare compagnia telefonica e scegliere un contratto di ultima generazione ha portato ad aumentare la qualità della vita e ad abbassare le uscite di oltre trecento euro l'anno! Il trucco è quello di migliorare la qualità della vita risparmiando. Quando entropia e sintropia si equilibrano il mondo invisibile della sintropia inizia a manifestarsi. In questo esempio dobbiamo ridurre le uscite di almeno seimila euro l'anno.

"Porti le camice in lavanderia?"
"Le lavo io, ma non le so stirare. Le porto in lavanderia per farle stirare."
"Quanto ti costa?"
"Tra i 50 e i 70 euro al mese."
"Perché non chiedi alla tua donna di servizio se con 8 euro in più al mese ti stira le camicie?"

La donna di servizio accettò subito. Ci troviamo così avanti ad un'altra piccola ottimizzazione che fa risparmiare oltre seicento euro l'anno, ma che aumenta notevolmente la qualità della vita. La persona si ritrova infatti senza il fastidio di andare in lavanderia a portare e riprendere le proprie camice. Di nuovo un aumento della qualità della vita riducendo i costi! Queste prime due ottimizzazioni hanno abbassato l'entropia di circa un migliaio di euro l'anno. Dobbiamo arrivare a seimila euro per bilanciare le uscite e le entrate, prima che la magia del mondo invisibile inizi a manifestarsi!

"Vai al lavoro in macchina?"
"Uso anche lo scooter, per risparmiare, ma il traffico è veramente tanto e pericoloso!"
"Perché non usi la bicicletta?"
"Su queste strade?!"
"No, su percorsi alternativi."
"La mia casa si trova nel centro storico, lo studio non è lontano, ma ho sempre considerato la bicicletta impossibile per il dislivello di oltre 30 metri. Arriverei stanco e sudato."
"Se devi salire è meglio scegliere una strada ripida ma breve, scendere e spingere, piuttosto che pedalare."

Rimase affascinato dalla bellezza dei vicoli del centro storico e dei parchi. Scoprì così che in meno di 25 minuti poteva arrivare al suo studio. In auto o scooter impiegava più tempo. Il giorno dopo ha venduto lo scooter, cancellato l'assicurazione, ha disdetto il garage. In totale altri tremila euro l'anno risparmiati. Con questa semplice ottimizzazione riceve altri benefici: fa esercizio fisico e non ha più bisogno di andare in palestra, più soldi e tempo! Inoltre, risparmia sui costi del carburante. L'entropia ora è diminuita di più di quattromila euro l'anno e la qualità della vita è migliorata! Mancano altri duemila euro prima che sintropia e mondo invisibile possano iniziare a manifestarsi.

"La tua bolletta dell'elettricità supera i 200 euro a bimestre! Come single non dovresti pagare più di 50 euro."
"Che cosa devo fare?"
"Prova ad utilizzare lampadine a basso consumo, ad esempio lampadine LED, e metti il timer allo scaldabagno."

Piccoli cambiamenti che hanno richiesto poco tempo e poco denaro. Centocinquanta euro risparmiati a bolletta, novecento euro l'anno. Con questa piccola ottimizzazione la persona si sente felice perché si tratta di scelte ecologiche, la qualità della vita è aumentata. Risparmiare energia lo fa sentire coerente con i suoi ideali. Adesso ha ridotto le uscite di oltre cinquemila euro l'anno! Stiamo per arrivare all'obiettivo dei seimila euro l'anno!

"Quanto paghi per l'energia elettrica allo studio?"
"Circa 300 euro ogni due mesi."
"Usi lampadine alogene!?"
"Sì."

Scoprì così che poteva risparmiare un altro migliaio di euro l'anno, semplicemente sostituendo i faretti alogeni con faretti LED. Adesso l'entropia è stata abbassata e al contempo la qualità della vita, la sintropia, è aumentata. Le uscite non superano più le entrate. La sintropia può iniziare a mostrarsi nella forma di sincronicità, cioè di coincidenze significative.

Jung e Pauli hanno coniato il termine *sincronicità* per indicare una causalità invisibile diversa da quella a noi familiare. Le sincronicità si manifestano come coincidenze significative, in quanto hanno un fine.

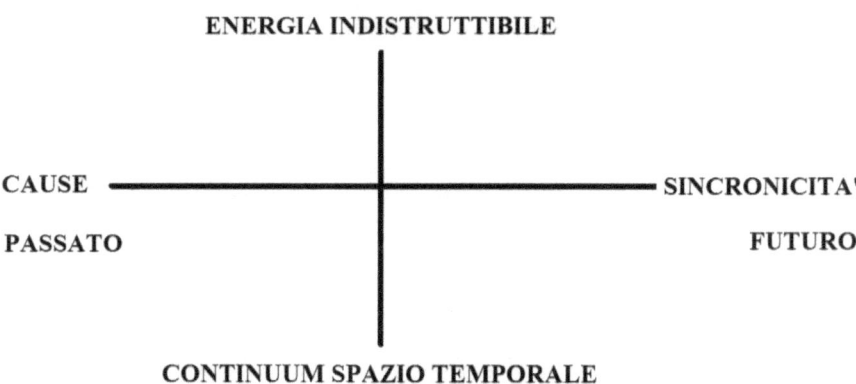

La causalità invisibile agisce dal futuro e raggruppa gli eventi per fini. Le sincronicità sono coincidenze significative in quanto sono finalizzate.

"Quanto paghi per l'affitto del tuo studio?"
"Niente. È di proprietà delle mie zie."
"Potrebbero affittarlo e realizzare un profitto, ma lo usi tu gratuitamente?!"
"Esattamente."
"E le tue zie di che cosa vivono?"
"Entrambe di pensione sociale e qualche risparmio, ma la loro situazione finanziaria non è buona, si lamentano in continuazione."
"Hai mai pensato di affittare una stanza in uno studio di professionisti e lasciare che le tue zie affittino il loro appartamento?"
"Non ho soldi, non posso permettermi di pagare un affitto!"
"Come sta andando la tua attività?"
"Ho pochi clienti, forse a causa della crisi economica, ma anche a causa della

posizione dello studio."

"Uno studio meno prestigioso, ma in un luogo strategico, ben collegato potrebbe aiutarti ad avere più clienti?!"

La prima sincronicità è la seguente. Il giorno dopo questo dialogo, come per magia, riceve l'offerta di una stanza in uno studio di professionisti nella zona più centrale della città, al prezzo di soli 250 euro al mese, comprese tutte le utenze! L'appartamento delle zie si trovava in un posto molto bello e prestigioso, ma difficile da raggiungere e non c'è parcheggio: bello, prestigioso, ma scomodo e molto costoso. Tuttavia ha esitato, non ha osato!

Il giorno successivo accadde però un'altra sincronicità. Il portiere chiama per informare che una compagnia aerea è disposta ad affittare l'appartamento delle zie per 2.800 euro al mese. Le zie gli hanno ovviamente chiesto di trovare subito un altro posto. Per fortuna, il giorno prima aveva ricevuto l'offerta dello studio dei professionisti. Ma non era ancora convinto.

La terza sincronicità è la seguente. Il posto al centro si trovava in una zona molto rumorosa: ben collegata, ma caotica. Quello stesso pomeriggio stava camminando nella zona della città che più gli piace. Una zona non centralissima, ma verde, silenziosa e ben collegata. Alla vetrina di un calzolaio vede un avviso per una stanza in affitto presso uno studio di professionisti. L'appartamento era nell'edificio accanto. Ha chiamato ed è andato subito a vedere. Ha deciso immediatamente di affittare la stanza. In una città come Roma è difficile trovare stanze in affitto in studi di professionisti e soprattutto in un posto così bello della città. Quando le sincronicità si attivano veniamo attratti verso luoghi ed eventi che altrimenti non avremmo preso in considerazione e che risolvono i nostri problemi. Le sincronicità si accompagnano con vissuti di calore e di benessere nell'area toracica che ci informano che stiamo andando nella direzione giusta.

"Ho iniziato a sentire calore e benessere nella zona toracica. Ai miei clienti il nuovo studio è piaciuto. C'è parcheggio, il posto è bello, silenzioso e si trova

vicino a una stazione della metropolitana. La mia attività ha iniziato a rifiorire, i miei risparmi sono aumentati e la mia vita privata e sentimentale è migliorata."

La sintropia fornisce benessere, felicità e ricchezza. Tuttavia, quando le cose vanno bene è facile ricadere nei vecchi stili entropici e dissipativi. Pochi mesi dopo, ricevette una offerta di un lavoro prestigioso all'estero: il suo sogno da sempre! Ha subito accettato e si è trasferito. Lo stipendio era alto, le tasse basse. Improvvisamente era diventato un uomo ricco che poteva condurre la vita da ricco che aveva sempre sognato.

Ma così si inverte l'altalena tra entropia e sintropia: la ricchezza porta a vivere in modo entropico, l'entropia si alza, la sintropia si abbassa e di nuovo andiamo verso il fallimento e il malessere!

L'azienda straniera era interessata solo a fare soldi, niente etica. Si doveva lavorare quasi cinquanta ore alla settimana, non esisteva altro al di fuori dell'azienda. Si doveva dare la priorità assoluta a ciò che era redditizio, anche se immorale. Pochi mesi dopo provava disgusto per la sua professione. Le tasse erano basse, ma i servizi erano tutti a pagamento. Aggiungendo a ciò l'affitto di casa e le spese connesse al fatto che era straniero, pagava molto di più di quanto guadagnava. Dopo soli sei mesi aveva accumulato più di ventottomila euro di debiti. Il sogno si era infranto ed era diventato un incubo. Dal paradiso era precipitato all'inferno. Non aveva tempo per se stesso, tantomeno per la vita affettiva e relazionale. Ha sentito prima disagio, poi sofferenza, e infine la depressione e l'angoscia sono esplose. Ha deciso di tornare in Italia!

Accade spesso così. La sintropizzazione, cioè l'ottimizzazione aumenta la qualità della vita, porta a riattivare il flusso della ricchezza, ma appena la ricchezza materiale torna, la persona ricade in una vita dissipativa ed entropica e ritorna di nuovo nella miseria.

Per questo motivo l'aumento della sintropia deve essere accompagnato da un cambiamento interiore. La persona non deve considerare i soldi come suoi, ma piuttosto come uno strumento.

Deve essere consapevole che la felicità e la realizzazione non si ottengono tramite la materialità, ma grazie all'amore, al Teorema dell'Amore.

La ricchezza è solo un aspetto del gioco tra entropia e sintropia. Quando si ottiene ricchezza senza una trasformazione interiore è inevitabile ricadere nel malessere e in un aumento generalizzato dell'entropia.

Quanto appena descritto è valido non solo per gli individui, ma anche per le organizzazioni pubbliche e private, i sistemi ecologici e politici. Il lavoro di riduzione dell'entropia va sempre affiancato con un lavoro di trasformazione interiore. In caso contrario è inevitabile ricadere nell'entropia.

3

LE INTUIZIONI

Come si avverte la sintropia?

La sintropia è energia che converge. Il sistema che è deputato all'acquisizione della sintropia è il sistema neurovegetativo e per questo motivo avvertiamo la sintropia come sensazione di calore e di benessere nell'area toracica.

Quando convergiamo verso l'attrattore e l'acquisizione di sintropia è buona, percepiamo vissuti di calore e sensazioni di benessere dovute ad una buona alimentazione dei processi vitali, mentre quando divergiamo dall'attrattore l'acquisizione di sintropia è carente e percepiamo vuoto, dolore e sensazioni di morte dovute alla scarsa alimentazione dei processi vitali.

I vissuti di calore vengono comunemente indicati come *amore* e *felicità*, mentre quelli di vuoto e di dolore con il termine *angoscia*.

Questi vissuti offrono informazioni importanti in quanto si comportano come una bussola. Quando stiamo convergendo verso l'attrattore, sentiamo calore e benessere, mentre quando stiamo divergendo dall'attrattore, sentiamo angoscia e dolore.

In merito il neurologo Antonio Damasio, che ha studiato le persone colpite da deficit nell'attività decisionale, ha scoperto che queste emozioni contribuiscono al processo decisionale, invece di essergli di intralcio, e consentono di operare scelte vantaggiose senza dover effettuare valutazioni vantaggiose. Sembra che i processi cognitivi si siano aggiunti a quelli emozionali, mantenendo la centralità delle emozioni nei processi decisionali. Ciò è evidente nei momenti di pericolo: proprio quando le scelte devono essere operate rapidamente, la ragione viene scavalcata.

I pazienti colpiti da deficit decisionale sono caratterizzati dal *sapere ma non dal sentire*. Mostrano la parte cognitiva intatta, ma non quella emozionale. Le funzioni cognitive sono intatte. Questi pazienti rispondono in modo normale a tutti i test di intelligenza. Sono dotati di intelletto normale, ma non sono capaci di decidere in modo appropriato. Si osserva una dissociazione tra capacità razionali e capacità decisionali. L'alterazione di questo sentire interiore causa una forma di *miopia rispetto al futuro* accompagnata da deficit decisionale. Può essere causata da lesioni neurologiche o dall'uso di sostanze, come l'alcool, che alterano la percezione dei vissuti interiori.

L'importanza di questo sentire interiore è stata descritta da Henri Poincaré, uno dei matematici più creativi del secolo scorso. Poincaré notò che di fronte a un nuovo problema le cui soluzioni sono potenzialmente infinite, utilizzava inizialmente l'approccio razionale, ma poi non potendo individuare la soluzione, un altro tipo di processo si rendeva necessario e dunque si attivava. Questo processo selezionava la soluzione corretta tra tutte le infinite possibilità, senza l'aiuto della razionalità. Poincaré utilizzò il termine *intuizione* per descrivere questo processo, e rimase colpito dal fatto che esso era sempre accompagnato da un sentimento di verità, di bellezza, di calore e di benessere nell'area toracica:

Tra il grande numero di combinazioni possibili,
quasi tutte sono prive di interesse o utilità.
Solo quelle che portano a risolvere il problema vengono notate dalla coscienza
perché si accompagnano con un vissuto interiore di verità e di bellezza.

Per Poincaré il processo delle intuizioni si attiva quando impariamo ad utilizzare questi vissuti interiori.

La sintropia e i vissuti interiori ci collegano al futuro, al nostro attrattore e svolgono un ruolo importantissimo consentendo di individuare lo scopo della nostra esistenza.

In merito Steve Jobs, il fondatore dell'Apple Computer, ha fornito un esempio importante.

Steve Jobs cercava di ridurre l'entropia in modo ossessivo. Dopo essersi sposato impiegò più di 8 mesi per scegliere la lavatrice. Doveva assolutamente trovare quella a minore entropia, che consumava di meno. Viveva in modo frugale e minimalista. Una vita così essenziale e spartana da portare i figli a credere che fosse povero. Il modo in cui viveva era frutto di scelte che lo portavano a concentrarsi sul cuore, sulla vita interiore. Evitava la ricchezza, perché poteva distrarlo dalla voce interiore. Divenne uno degli uomini più ricchi del pianeta, ma viveva come un povero! Le sue scelte minimaliste erano necessarie per potenziare le intuizioni, la fonte della sua ricchezza.

Steve Jobs era stato abbandonato dai suoi genitori naturali e ciò fu per lui un dramma che lo accompagnò per tutta la vita. Era tormentato, non riuscì mai ad accettare l'abbandono. Era un'anima in pena. Lasciò l'università il primo semestre del primo anno e si avventurò in India per cercare se stesso e tornò con una visione del mondo cambiata. Il viaggio in India segnò il cambiamento. Scoprì che nelle campagne indiane le persone non si fanno guidare dalla razionalità, come facciamo noi, ma dalle intuizioni, dal cuore. Descriveva le intuizioni come una facoltà potentissima, molto sviluppata in India, ma praticamente sconosciuta in occidente.

Tornò negli Stati Uniti convinto che l'intuizione sia più potente dell'intelletto. Per coltivarla era necessaria una vita essenziale, una dieta vegana, priva di prodotti animali, l'astensione dall'alcol, dal tabacco e dal caffè, molta meditazione e il coraggio di non farsi condizionare dal giudizio altrui

Jobs era contrario agli studi di mercato, in quanto riteneva che le persone non conoscono il loro futuro. Solo le persone intuitive riescono a sentire il futuro. Raccontava spesso che tornato negli Stati

Uniti vide a casa dell'amico Steve Wozniak una scheda elettronica ed ebbe l'intuizione di un computer in una mano, di uno smartphone. Andando contro il parere di tutti, chiese a Wozniak di sviluppare un prototipo di un personal computer, che chiamò Apple I. Riuscì a venderne alcune centinaia e questo improvviso successo fornì a Steve Jobs la spinta per sviluppare un modello più avanzato, adatto per persone comuni, che chiamò Apple II.

Jobs non era un ingegnere, non aveva una mentalità scientifica o tecnica, era semplicemente un artista! Cosa avevano a che fare i computer con la sua vita? Jobs non aveva niente a che vedere con i computer e con l'elettronica, ma le sue capacità intuitive gli mostrarono un oggetto del futuro. Con trent'anni di anticipo, nel lontano 1977, ebbe l'intuizione dello smartphone: un computer tascabile che unisce l'estetica con la tecnologia e il minimalismo! Intuì la necessità di un prodotto che oltre ad essere perfetto tecnologicamente fosse anche bello e semplice!

La sua ossessione per la bellezza e la semplicità lo portarono a dedicare tantissimo tempo alla progettazione dell'Apple II. Doveva essere bello, silenzioso e allo stesso tempo essenziale e semplice! Fu un successo commerciale senza precedenti che fece diventare l'Apple una delle principali aziende, su scala mondiale.

Jobs racconta che quando il cuore gli donava un'intuizioni per lui questa diventava un diktat. Doveva essere realizzata, indipendentemente dalle opinioni altrui. L'unica cosa che contava era trovare un modo per realizzare l'intuizione.

Per Jobs l'alimentazione vegana, la meditazione Zen, una vita immersa nella natura, l'astenersi dall'alcool e dal caffè erano scelte necessarie per avere un cuore puro, per alimentare la sua voce interiore, la voce del suo cuore e potenziare in questo modo la parte intuitiva. Allo stesso tempo, ciò fu causa anche di grosse difficoltà. Era sensibile, intuitivo, ma irrazionale. Era consapevole dei limiti che la sua irrazionalità gli dava nel gestire una grande azienda come l'Apple Computer. Mise perciò alla direzione della sua azienda dei manager razionalisti, come John Sculley, un manager famoso che lui stesso ammirava, ma con il quale entrava continuamente in conflitto. Al punto che nel 1985 il consiglio di amministrazione decise di cacciare Jobs dall'Apple Computer, dall'azienda che lui stesso aveva fondato.

L'azienda continuò per un periodo a fare soldi sui prodotti che Jobs aveva progettato, ma dopo qualche anno iniziò il declino. A metà degli anni novanta l'Apple Computer era in crisi ed era arrivata sull'orlo del fallimento. Il 21 dicembre 1996 il consiglio di amministrazione chiese a Jobs di rientrare come consigliere personale del presidente. Jobs accettò. Chiese una retribuzione di un dollaro l'anno in cambio della garanzia che le sue intuizioni, seppur folli, venissero accettate senza condizioni. In pochi mesi rivoluzionò la linea dei prodotti e il 16 settembre 1997 diventò CEO ad interim. In meno di un anno resuscitò l'Apple Computer.

Come vi riuscì? Ripeteva che non dobbiamo permettere che il rumore delle opinioni altrui offuschi la nostra voce interiore. E, ancor più importante, ripeteva che dobbiamo sempre avere il coraggio di credere nel nostro cuore e nelle intuizioni, in quanto esse conoscono già il futuro e sanno dove dobbiamo andare. Per Jobs tutto il resto era secondario.

Il suo essere ad interim contraddistinse tutti i nomi dei suoi nuovi prodotti che volle far precedere da una *i*: *i*Pad, *i*Phone e *i*Mac.»

Jobs conduceva una vita così essenziale e minimalista da portare spesso i figli a chiedergli: *"Papà, perché non ci porti da uno dei tuoi amici ricchi?"* Viveva in una casa minimalista. Parlava di affari importanti passeggiando nei parchi o in mezzo alla natura. Per festeggiare un successo invitava in ristoranti da dieci dollari a persona. Non beveva alcolici e quando doveva fare un regalo raccoglieva dei fiori in un campo. Portò gli stessi vestiti per anni, nonostante le immense ricchezze!

Riteneva che il denaro non fosse suo, ma che servisse al raggiungimento di un fine. Già ai tempi dell'Apple I ripeteva che la sua missione era quella di arrivare ad un computer che si potesse tenere in una mano e non quella di diventare ricco. Per lui i soldi erano esclusivamente uno strumento.

La capacità di intuire era la fonte della ricchezza di Jobs. Era l'ingrediente della sua creatività, del genio e dell'innovazione.

Ripeteva spesso le parole di Einstein che la mente intuitiva è un dono sacro e la mente razionale è il suo servo fedele. Abbiamo però creato una società che onora il servo e che ha dimenticato il dono.

La meditazione Zen aiutava Jobs a calmare il turbinio della mente e a spostare l'attenzione nel cuore.

Nelle sue conferenze Jobs era solito ripetere che le aspettative, l'orgoglio, i timori di fallimento, svaniscono di fronte alla morte. Sottolineava continuamente la centralità della morte e il fatto che la morte lascia solo ciò che è veramente importante. Ricordarsi che dobbiamo morire era per lui il modo migliore per capire che cosa era veramente importante ed evitare così la trappola di attaccarsi alla materialità. Ricordarsi che siamo già nudi avanti alla morte gli dava il motivo e la forza per non aver paura. Visto che dobbiamo morire non vi è alcuna ragione per non seguire il cuore.

Jobs credeva molto nell'invisibile e nelle sincronicità. Per questo motivo fece costruire la sede dell'Apple attorno ad uno spazio centrale, una grande piazza dove tutti passavano o sostavano per consumare qualcosa o utilizzare i servizi. In questo modo il mondo invisibile delle sincronicità e della creatività veniva favorito da incontri apparentemente casuali. Secondo Jobs il caso non esiste e in una piazza gli incontri imprevedibili consentono all'invisibile di attivare le sincronicità, le intuizioni e la creatività.

Per Jobs le intuizioni e la sensibilità estetica rendono visibile ciò che ancora non è visibile. Amava la famosa frase di Michelangelo:

In ogni blocco di marmo, vedo una statua nitida come se mi stesse di fronte. Devo solo strappare via le pareti ruvide che imprigionano quell'amabile apparizione.

Per Jobs ognuno ha un compito, una missione da svolgere. Dobbiamo solo ritrovare questa missione e farla emergere togliendo tutto ciò che è superfluo.

Jobs rese visibile ciò che aveva intuito. Morì qualche mese dopo aver presentato l'*i*Phone, il computer che si tiene in una mano, la missione della sua vita.

La sua vita testimonia che l'intelligenza e la creatività vengono dal mondo invisibile, dal futuro, e che possiamo accedere al mondo invisibile tramite le intuizioni.

Tutte le pratiche che operano sulla parte invisibile, quindi anche l'omeopatia, devono dare grande attenzione alla parte intuitiva. Individuare il rimedio giusto non è un fatto meccanico, ma è il frutto di processi che sono anche intuitivi e che nessuno sarà mai in grado di codificare in un manuale.

4

EPILOGO

Il mondo invisibile dell'energia vitale funziona in modo ribaltato rispetto a quello ordinario: per diventare ricchi dobbiamo vivere in modo frugale, per unirci dobbiamo massimizzare la diversità, per essere incisivi dobbiamo ridurre la forza. Ciò consente di realizzare imprese altrimenti impossibili.

Una domanda che spesso ci viene fatta:

L'esistenza di attrattori, di fini, significa che il futuro è già determinato?

No. Gli attrattori sono il punto dal quale scaturisce la sintropia, l'energia vitale e coesiva, e al quale dobbiamo tornare. Il percorso dipende però dalle nostre scelte. Se non esistessero degli attrattori saremmo solo il prodotto del passato: macchine totalmente determinate. Siamo invece liberi. La nostra vita non è determinata, perché dobbiamo continuamente scegliere se seguire la testa o il cuore, il passato o il futuro.

L'errore sta nel considerare il passato come certo e reale e il futuro come inesistente. Ci limitiamo così alle cause, al pensiero razionale che porta ad aumentare l'entropia, la sofferenza, la crisi e la malattia.

La guarigione richiede un cambio di paradigma, il passaggio da una visione meccanicista, di causa ed effetto, ad una nuova visione supercausale nella quale dobbiamo continuamente mediare tra cause ed attrattori, nella quale il futuro retroagisce sul presente e può essere sentito grazie ai nostri vissuti interiori e alle intuizioni.

www.ingramcontent.com/pod-product-compliance
Lightning Source LLC
Chambersburg PA
CBHW030445220526
45464CB00006B/2425